「あきらめない」をやり通す

夫の脳梗塞から一六年

家族ならではのリハビリの記録

北原かな子［著］

ミネルヴァ書房

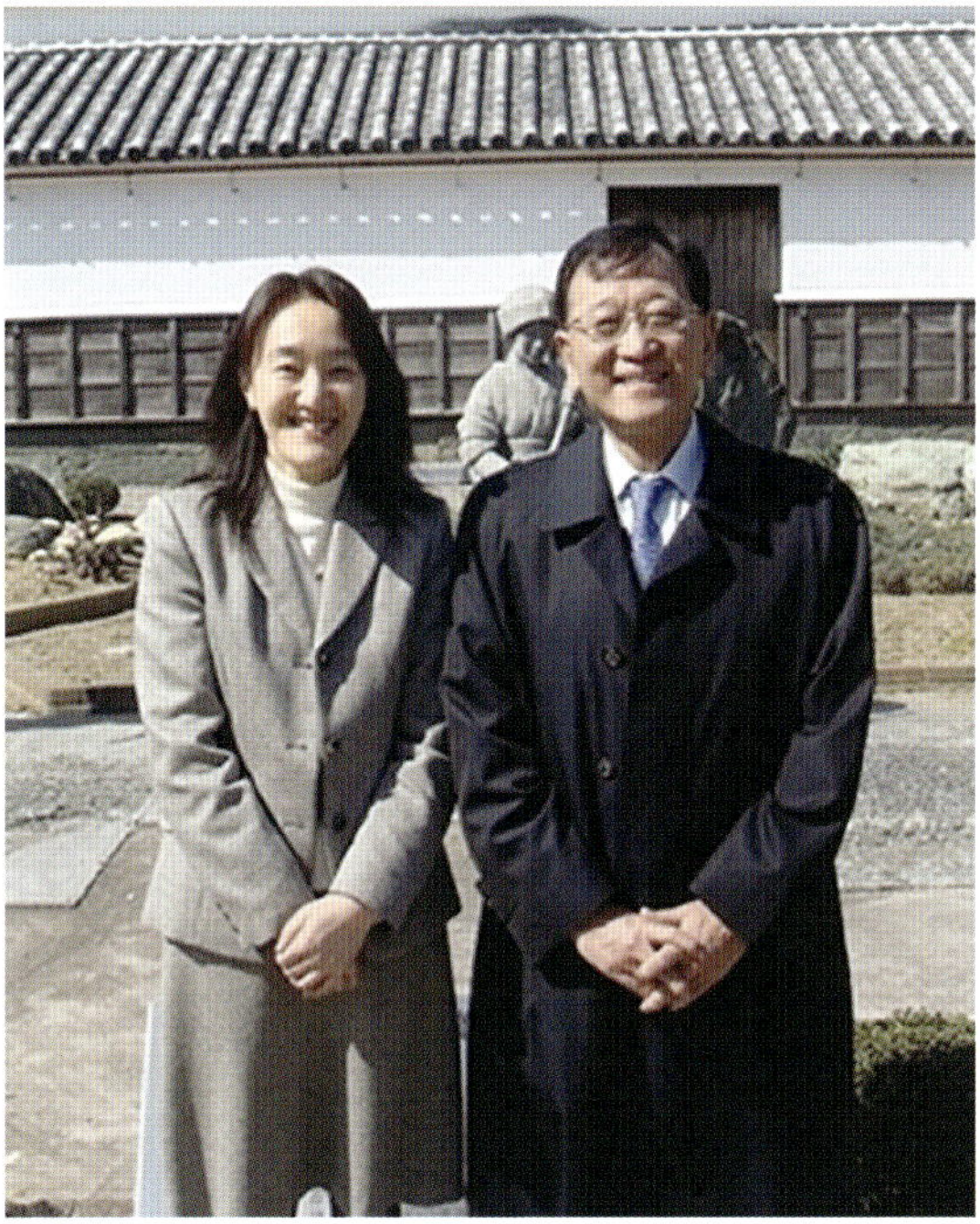

2008年３月５日，藍の研究で向かった徳島県藍住町「藍の館」にて。この六日後，夫・北原晴男は倒れた。診断は胸部大動脈解離。４日後には，心原生脳梗塞を併発した。「歩けないだろう」「話せないだろう」。数えきれないほどの失望，絶望，悲しみを味わった。

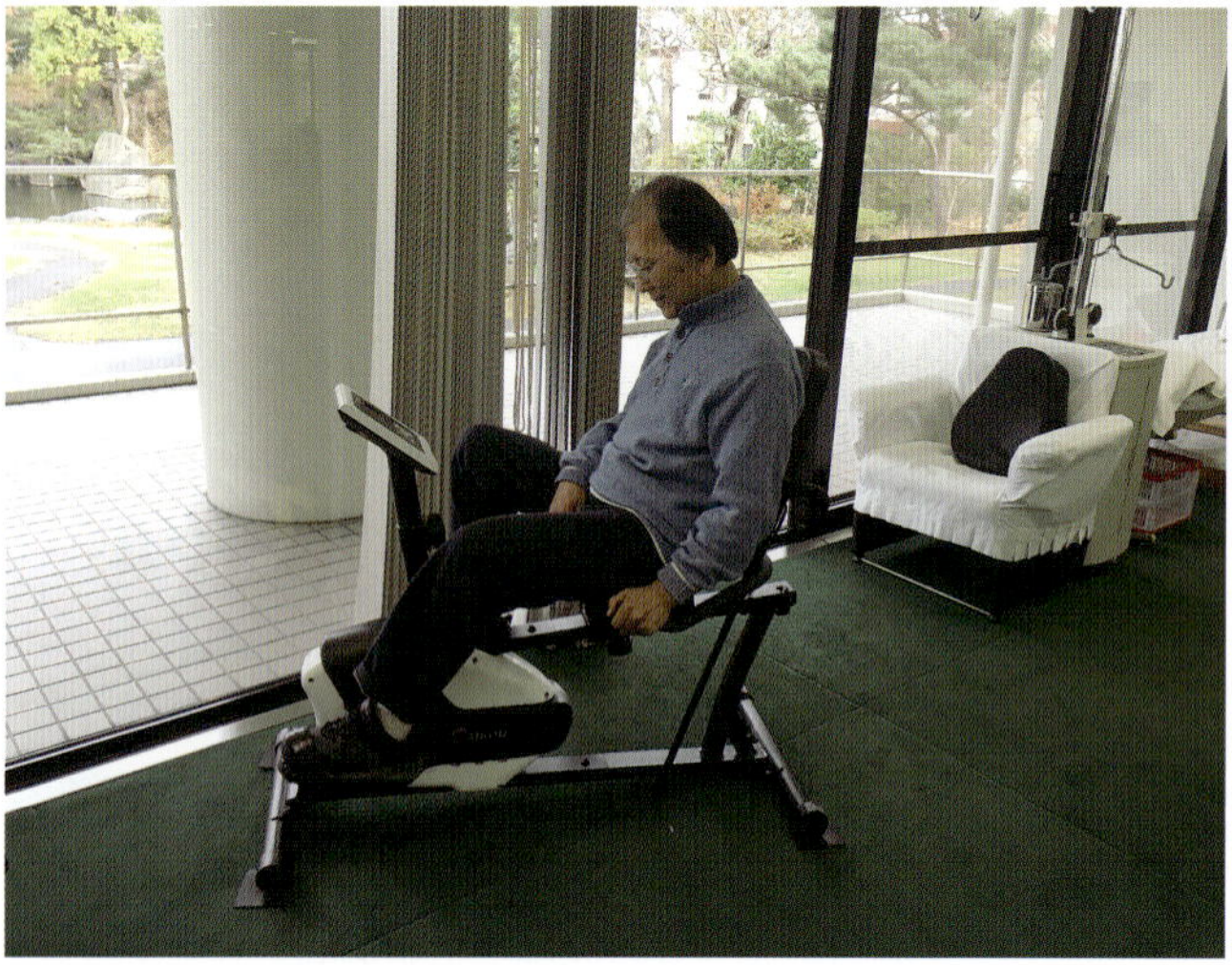

あの日から，泣いて，笑って，16年。「自分たちなりにやってみる」を繰り返す。失敗から学んだことを積み重ねる。できた喜びができない悲しみに勝るようになったのは，諦めなかったから。

夫の脳梗塞から一六年 「あきらめない」をやり通す——家族ならではのリハビリの記録

目次

プロローグ

はじめまして

二〇〇八年三月一一日午後六時半。私の夫である北原晴男は突然、胸部大動脈解離を発症し、さらに四日後の一五日早朝、心臓からとんだ大きな血栓により左側の頸動脈が塞がれて、きわめて重度の心原性脳梗塞を発症しました。それからもう一六年が過ぎました。最初の診断の通りであれば、夫はすでにこの世にいないか、もしくは寝たきりで動けないはずなのですが、現在は、新聞を丹念に読み、自分で好きなテレビ番組を録画して楽しみ、天気が良ければ一緒にドライブに行き、そして今は車椅子を使いながらも、スーパーやデパートでのショッピングや、外食を楽しんでいます。

私は夫が病となった当初、ほとんど病室に付切でした。病院の面会終了時間ギリギリまで夫と過ごし、そして自宅に帰ってくると、救いを求めてネットを彷徨いました。現実は厳しく、「廃人」と言われたこともあります。「歩けないだろう」「話せないだろう」「回復は難しい（するはずがない）」という言葉から逃れたくてネットの中に埋もれ、少しでも救いになるような言葉を見つけると、しがみつくようにそれを読みました。ほとんどは絶望的な内容でしたが、たまに救いになりそうな内容を見つけて喜んだとたんに、次に探した時はそれが消えていたりしました。救いになる言葉、体験を必死に探していた自分を、哀しい感情と共に思い出します。

それから十数年が経ち、最初に書いた通り、不自由ながらも日々を自分たちなりに暮らしています。できないことも多いけど、それが全てではないと思うようになりました。むしろ、少しずつ少しずつ、何かができていくことを喜びとともに受け入れたことの方が多いかもしれません。同時に、できなくなる悲しさも何度も味わいました。

でも、不自由な体で動く時、ふとした動作に遠慮なく笑い声が起きるのも、家族だからかもしれません。不自由も不便も全て受け入れて生きるのが人生であり、「病とともに生きる」と大袈裟に言わずとも、この日常を幸せと思うようになりました。

と同時に、発症時に「全てが終わった」「あらゆることを諦めなければならないのか」と感じたところからここに至るまで、「自分がやってきたのは何だったんだろう」と思うようになりました。

この回復を予測した人は誰もいませんでした。お世話になった医師や医療者の方々はみな、「奇跡」とおっしゃってくださいます。でも、この「奇跡」という言葉は、なんだかしっくりこないのです。私たち家族にとって、これまでの日々はすべて「奇跡」ではなく「日常」だったのです。

起こるか起こらないかわからない「奇跡」を求めるのではなく、日常の積み重ねのなかで、何を思い、何を感じたのか。それを含めて、一つひとつ、思い出せることを書いてみたら、もしかしたら他の方にも何かしらのお役に立つことができるかもしれない。そう、思うようになりました。それは、カルテには記載されていない、家族の視点で記した回復記録になると思ったからです。

長い時間の中で、数え切れないほどの失望、絶望、悲しみを味わいながらも、その中からほんの少しの光を求め、それを希望につないでここまできたように思います。医療者はみな熱心にやってくださっても、医療体制の構造上、できないことも言えないことも多い。そんな中で「希望を見つけようとする」ことが、家族にもできる一番大きなことだったかなと思います。そしてそれは、必ずしも完全回復ということではないのです。

今この瞬間も、あの時の私と同じように救いを求めて、情報を求めて、言葉を探していらっしゃる方がいるのではと思います。だからここに、今までの体験を徒然に書いていこうと思い立ちました。あくまで個人的な体験で、主観です。今まで出会った方々が、皆それぞれの立ち位置で一生懸命やってくださったと思っているので、誰かを傷つけようとする意図はまったくありません。その上で、突然人生の航路を断ち切られた人間がどのように生きる道を見つけ、そして一番身近にいたものとして、私自身がどう生き、何を学んだのかを、そのまま書きます。もとより、すべて私たち個人のケースなので、そのまま他の方に適用できるわけではないのです。でも、今、同じ病に苦しむ誰かが、何かしらの救いを見つけてくれたら、こんな嬉しいことはありません。

いま、発症時の私たちと同じような境遇で、絶望の中から明日への手がかりを求めている方がいらっしゃいましたら、この思いが届きますように。そして少しでもお役に立ちますように。

わたしたちについて――簡単な自己紹介

この体験の主人公となる北原晴男（以下、夫）は、一九四七年に台北で生まれました。義父が戦後も台北での仕事を続けたからです。生後半年の頃に日本に引き揚げることとなり、義父の実家がある佐賀県伊万里市で約半年ほど過ごした後、義父の仕事の関係で宮城県仙台市に移りました。それからずっと仙台市で育ったので、本人の話し言葉は生粋の仙台弁です。

夫は化学者で、勤務先は青森県にある弘前大学教育学部でした。理科の教員になる学生さんたちを鍛えながら、一緒に研究を進めていました。その夫と共に生活していた私も、青森中央学院大学に勤務し、研究者として生きてきました。専門は近代の異文化受容です。弘前市には弘前藩の旧藩校を継承した東奥義塾という学校があり、その歴史に関心を持ったことから、近代文化史の研究を続けてきました。

お互いに目指していたものは全く異なりましたが、それでも私たちは、ごく普通の夫婦だったと思います。夫婦ともおしゃべりで、よくお互いの研究内容についての話をしていました。たまたま夫が植物の藍に関心を持ち、その効能の中でもアトピー性皮膚炎に効果があると思われる物質に着目したことから、私も自然に藍にかかわる歴史を探るようになりました。

こうして私たちの日常に藍の研究は深く入り込んでおり、特に夫の人生とは切っても切れない関係です。「奇跡」と言われる回復を遂げる過程に、本人自身がどう生きたか、病になる前の人生も深く影響することを実感しましたので、この本の中には、藍の研究に関わる内容もやや多く出てきます。どうぞよろしくお付き合いくださいませ。

第一章　ある日突然、夫が倒れた

——胸部大動脈解離から心原性脳梗塞を併発——

二〇〇八年三月一一日の夜、胸部大動脈乖離発症

二〇〇八年に入ってから、夫は時々体の不調を訴えるようになっていました。「病院に行かなきゃ、行こうよ」という私の声かけに対して、「これが落ち着いたらいく」との返事を繰り返しながら日々が過ぎ、二月に入っても出張が続きました。三月の初めの出張は、私と一緒に仕事をしている藍の研究で徳島に行くことになっていました。それが終わったら一段落するから、病院に行くというつもりで、私たちは徳島に出かけ、お互いの研究テーマに沿って徳島市内を走り回りました。

そして帰ってきた週明けの火曜日、夫はいつものように起きてきましたが、私は少し疲れが溜まっていたことと、大学に行かなくてもできる仕事もあったので、そのまま自宅で仕事をすることにしました。

「疲れてるんだろう。今日はゆっくりしたらいいよ」。

と言い残し、夫は私が作ったお弁当を持って大学に出勤しました。

夕方六時少し前。

「迎えにきてくれ。本当に体調が悪い」。

心配になった私は、すぐ病院にいくようにと強く言い、強引に近くの病院の前まで連れていきました。検査の予約だけを入れて車に戻った夫に、私は夕食として消化の良いうどんにしようと提案し、夫を自宅に届けたあと、スーパーに向かいました。

その直後に、娘から悲鳴のような電話がかかってきて、私はすぐに自宅に戻りました。目に入ったのは、目を剥いて仁王立ちになり、「うぉー！　うぉー！」と叫ぶような声でうめき続ける夫の姿でした。

救急搬送から病名判明

救急車というのは、電話をした瞬間からこちらに向かってくれるということを、この時初めて知りました。救急隊の方々が運転しながら私に問いかけつつ、場所を正確に把握してすぐに到着。手早く二階に上がり、苦しむ夫を支えながら一歩一歩階段を下り、救急車に運び入れてくれました。静まり返る暗闇の中に、夫のうめき声だけが響きます。なかなか搬送先が決まらず、もどかしい時間がながれていきます。

ようやく受け入れてくれる病院がきまり、動き出した時には、私と娘は震えていました。

文字通り青天の霹靂。先のことよりなにより、いま何が起こっているのか、理解が追いつきません。病院に到着してすぐ、夫はストレッチャーに乗せられて救急室に運ばれていきました。私たちは廊下にある椅子に座りました。夫の苦しむ声が離れた場所にいる私たちにも聞こえていました。制服を着たままの娘と二人で廊下の椅子に座っていた時間がどのくらいだったのか、今ではもう、思い出せません。

救急を担当してくださった先生方の懸命な努力で、ようやく病名がわかりました。「胸部大動脈乖離」。血管が裂けていく病気だそうです。ただ、その病気にしては苦しみ方が少なかったそうで、先生は最初、別の病気を疑ったとのことでした。私たちからみたらものすごい苦しみに見えました。それでもこの病気を発症すると、その苦しみ方は夫のようなレベルではないと。血管の裂傷は心臓の五ミリメートル手前でとまりましたが、それが心臓まで届くと助からなかったそうです。

この時担当してくださった医師は、弘前大学教育学部を卒業してから医学部に進学された方でした。

「北原先生、僕は大学の時に北原先生の講義を受けました。まさか、こういう形でお会いするなんて……」。

縁とは本当に不思議なものだと思いました。

その後、この先どうするかと話し合いましたが、病名がはっきりしたため、担当の先生が弘前大学医学部附属病院の先生方と連絡をとりながら治療してくださることになり、夫はＩＣＵに入りました。

私たちはそのまま、病院で一夜を過ごしました。落ち着かなかった私たち二人をみて、看護師さんが病院の控室へと案内してくださり、毛布も持ってきてくれました。さりげない言葉があたたかく、不安な心に染み渡りました。ほんのひと言添える優しさが、不安を癒してくれるものなのだなと思います。

ＩＣＵでの最後の会話

夫はＩＣＵで七日間の絶対安静となりました。ＩＣＵを退室した後は、二週間ほどの入院をするはずでした。担当医師も一生懸命治療に尽くしてくださいましたが、運び込まれた時の状況がそうとうひどかったことは、先生の言葉の端々から伝わります。

意識は明瞭だったものの、最初は本当に寝たきり状態でした。でも少しずつ体を起こせるようになり、食事もとれるようになってきました。夫も不安だったのか、用事もないのに何回か看護師さんにお願いして私に連絡をしてくるので、急いで病院に駆けつけてみると、それほど変わったことがないという日々が続きました。厳しい状態が続いていたことは間違いがないと思います。

ある日は、相当苦しかったようで、「俺はもう本当に死んだと思った」と言い出しました。「なんとまた大袈裟な」とそのときは思いましたが、案外本当に生死の境を彷徨っていたのかもしれません。

それでも順調に治療は進み、三日ほど経過した時には、ＩＣＵの中でもひときわ奥まった個室に移動しました。本人も家族も少しホッとして気が緩んできた頃合いに、夫は三月末の学会発表のことを言い始めました。

「俺、大丈夫かな。学会近いんだけど」。

「は？　何言ってんの。それどころじゃないでしょう」。

「俺の代わりに学生に発表させるかな。できるかなぁ」。

「もうそれはいいから、とにかく治さなきゃ。そんなことは忘れなさい」。


こんな会話を繰り返すようになりました。ＩＣＵで寝たきり状態で、医師や看護師さんたちも一生懸命治療を続けてくださっている中で、学会のことばかり言っている夫に、私は少々うんざりしてきました。しかし夫は全然諦める様子がありません。

「おい、パソコンもってこい。学会発表のスライド作る」。


ここで私たちはまた言い合いになりました。二四時間体制で治療してくださる方々に、とてもこんなことは言えるはずもありません。それでも諦めきれない夫は、とうとう担当の先生にも直訴していましたが、先生のお顔は引きつっていました。

「はぁ、三月末ですか……。なかなか難しいですね……」。

こんなわがままばかり言っている患者もそうそういないのではないでしょうか。

私は「これでも読めば？」と週刊誌をわたしました。久しぶりに活字を開いて、わずかの間ページをめくっていましたが、やはり疲れるらしく、すぐにそばに置いて横になりました。娘は学校からまっすぐ病室に顔を出して、夫が少し元気になったのを見て安心し、近くにあった英会話スクールに向かいました。その姿を一緒に見送ったのに、それから二〇分もしないうちに、「娘はどうした？」と聞く夫の姿をみて、私はなにかこう、言い知れぬ不安を感じました。それから三〇分ほど話をして、夕食の前に私は自宅に帰りました。そしてそれが、私たち夫婦の最後の会話になりました。

重度の脳梗塞発症

三月一五日の朝。明け方四時過ぎに目が覚めました。何か黒い予感というか、とにかく空気が暗く重いのです。いつもだと、午後に様子を見にいくのですが、その日は朝七時になるまで待ちきれず、朝早く娘と二人で病院に行きました。病室に入った時に目に入ったのは、昨日までとはまるで違う夫の姿でした。

「パパ？」。

呼び掛けても返答はありません。どうみても様子がおかしい。目の動きもおかしいし、焦点が合いません。「いや、ここはＩＣＵだよね？　ＩＣＵの中で様子が急変するってあるものなの？」。しかも誰もそれに気がついていない。不安が加速します。

急いで看護師に伝えましたが、どうも意図が伝わらない。実際に夫の様子を見ても、「大丈夫じゃないですか～？」。

どう見てもおかしいと思うのですが、結局、担当の先生が出勤するまで待つことになりました。先生は夫の様子を見たとたん、「脳梗塞を起こしている可能性がありますね」と一言。明け方の黒い予感は的中しました。

それから弘前大学医学部附属病院に救急搬送されるまでの間のことを、私はほとんど覚えていません。ＣＴの結果に基づく先生の説明は、私たちの心情に配慮しながら丁寧に今の状況を説明してくださっていました。

①心臓から大きな血栓が飛んで左の頸動脈で詰まり、重度の脳梗塞を発症した。
②大きな血管が塞がれているので、脳に血流がいかず、左脳の広範囲が損傷する。

③手術をしても、命をつなげるかどうかは分からない。
④意識を取り戻すための手術ではない。
⑤仮に手術に成功しても、普通の人間としての生活は望めない。

今読んでも相当深刻な内容ですが、私自身はわけがわからないので、「とにかく命は助かるのか」という、その一点に意識が集中しました。「命がある」と「命がない」の違いは越えようもない大きな分岐点であり、私の中では「命さえあればなんとかなる」という、ただその思いに縋り付いていました。

また、一六歳になったばかりの娘も一緒にこの説明を聞いていました。都合の悪いことは聞こえてこない私と違って、娘には医師の一言一言が胸に突き刺さりました。彼女は「動くこともできず、そのうち細胞が壊死し始めると、延命をやめるかどうかという話になる」という言葉をしっかりと聞き取っていました。「自分たちが父の生死を判断することになる」と理解した娘は、ずっと泣いていました。後から振り返ってみても、いろいろあった中で最も辛い時間だったそうです。

そしてこの、医師の説明を娘と共に聞いてしまったことが、私にとって大きな後悔を残しました。考えようによっては、余命宣告に近い深刻さでしたし、仮に私一人が説明を受けたとしても、それをどう子どもに説明するかという厳しい状況を、私がうまくこなせた気もしないので、結果はそう変わらなかったかもしれません。

しかしその時点では、やがて夫もそれなりに回復をして、日々を笑いながら過ごすようになることなど、想像もできないわけです。最悪の状況を踏まえた絶望的な告知に、子どもを巻き込むことの重大さまで考えがいかなかったのは、私にとって痛恨の出来事となりました。

第二章　弘前大学医学部附属病院での日々

開頭手術

重度の脳梗塞という診断のあと、弘前大学医学部附属病院への転送はすぐに決まりました。私たちは、四日前に乗った救急車にまた乗りこみました。生死がかかっている時の救急車内は緊迫感が漂います。

私はまず、家族に連絡を取りました。義母、母、弟、従姉妹。仙台市に長く住んでいた義母は、当時弘前に移り、近くに住んでいました。秋田に住んでいる母、東京にいた弟、茨城にいた従姉妹、そして弘前に在住している夫の大学時代の同級生の方。みなすぐに、取るものもとりあえず遠方から駆けつけてくれました。

慌ただしく検査が行われる中で、大学病院の先生方から説明がありました。

「胸部大動脈解離を発症してからこれまで、本当にいろいろと大変だったことでしょう」と労りのことばをかけつつ、たくさん並べられた夫の頭蓋骨の写真を見ながらの説明が始まりました。病名は心原性脳梗塞で、次のような症状がでるそうです。

①頸動脈に血栓が詰まったために、脳に血流が行かなくなり腫れてくる。
②浮腫が脳幹を圧迫しないように、頭蓋骨を切断して減圧手術をする。

③年齢的に若くないので、それほど浮腫が大きくならないのではと予測できる。
④ただし、命を救うことはできるが、左の脳が大きく損傷を受ける。
⑤大きな後遺症が残ると思われる。特に右半身は完全に麻痺する。
⑥言葉は理解できず、本人にとっては鳥のさえずりのように聞こえて、意味がわからない。

医師の説明を聴く中で、私は頭蓋骨を切断するという言葉だけが頭の中にガンガン響きました。夫は自分が学者であることに大いに誇りを持っていました。化学者であることは彼のアイデンティティであり、脳を取り囲む頭部については、特に気を付けていました。触られるのも嫌がるくらいだったのに、自分の頭蓋骨を手術で切断したと知ったとき、どれだけショックを受けることだろうかと。

手術は脳外科教授の大熊洋揮先生が執刀してくださることになり、手術に先立って麻酔科の先生からもさまざまな説明を受けました。最後に署名する書類に目を通したとき、そこに麻酔科教授である廣田和美先生の名前を見つました。

「あ、お隣のおじさん」。

「え?」。

麻酔科の若い先生たちを驚かせてしまいましたが、廣田先生は当時住んでいた自宅のお隣さんでした。極度の緊張が続いていた中で、お隣さんのお名前を見て、何かホッとするものがあったのです。


すでに大動脈が破裂し、その治療途中での心原性脳梗塞です。

「もし手術中に再度血管が破れたりしたら、その時点ですべてはおしまいです。だから手術前に身内の皆さんはどうぞ面会してください」と言われた私と娘、義母、私の母が、ストレッチャーのそばに駆け寄りました。顔を見ても、すでに意識が朦朧としているようで、目が合うようで合いません。

しかし、東京にいるはずの私の弟の顔を見つけたとき、「え?」と驚き一瞬起き上がりそうになりました。この段階では意識があって、この説明も本人は聞いていたのかなと思います。どうしようもないのですが、辛かったと思います。

命の炎が消えませんように

午後三時過ぎ、手術が始まりました。ほどなく麻酔科のスタッフさんがきて、「廣田は今日非番でしたが、今手術室に入りました」と知らせてくれました。私が「お隣の」と言ったばかりに、お休みの日なのに出てきてくださったことに深く感謝しました。緊張感漂う中にキビキビと動くスタッフの方々も含めて、皆さんが総力をあげて取り組んでくださっていることが心に染みます。

手術の終了予定時間は午後九時のはずでした。ただ、その間に不測の事態が起こるとそこで全ては終了と説明されていましたので、待合室に案内された私たちは、みな無言でした。午後七時過ぎに突然待合室のドアが開き、看護師さんが部屋に入ってきました。「ダメだった!?」と思った瞬間に、「終わりましたよ。手術は成功です」。

重苦しい空気のなかで、安堵ともつかないため息がでました。

ＩＣＵに運び込まれた夫の体には、たくさんの管が繋がれています。その側で、私たちは、医師から伝えられた内容について話していました。「右足も動かなくなるのかな……」と私が口にした途端に、夫はぐいっと右足を動かしました。その様子をみると、私たちの話の内容は聞こえていたと思います。

しかしそれから浮腫がでてきて、夫はずっと眠り続けました。手術が終わったその日だけ、私は大学病院への宿泊許可がおりました。その後は一度も宿泊許可が出なかったので、完全看護の大学病院で宿泊の付き添い許可が下りるということは、それほど命が危ないのだということだったのかもしれません。

顔がどんどん腫れていく夫のそばで、私たちは黙って時を過ごしました。機械音に囲まれながら過ぎゆく時間は、彼が六〇年かけて築き上げてきたものが失われていく時でもありました。「せめて、側にいたい。とにかく助かってほしい」。

重い話が続きます。手術の翌々日、主治医の中野高広先生からの詳しい病状説明がありました。私たちの方に向かって歩いて来られる先生の姿を見ただけで、「もしかしたら相当悪いのかもしれない」と思いました。

実際、先生のご説明は、あまり楽観的なものではありませんでした。

①開頭手術では、可能となる最大範囲まで切除した。

②当初はそれで脳が腫れたことからくる圧力を軽減するはずだった。
③浮腫は若い方の方が起こしやすいが、夫は還暦なのに予想より腫れが進んでいる。

先生は画像に沿って説明を続けます。それによると、ここまで腫れると命がなくなるというラインまで、もうあと数ミリも残っていません。その時点でまだ術後二日しか経過していなく、今後、浮腫のピークはさらに二日後と予測されると。

おそらく、「ほぼ助からないだろう」ということだったのだと思います。


命の炎が消えませんように。眠り続ける夫のそばで私たちはただひたすら祈りました。天に想いが通じたのか、不思議なことに浮腫はそこでぴたりと止まりました。それから数日して、夫は目を薄く開けました。

「助かった！」。嬉しくて、涙が出ました。

食事を摂り始める

手術から二週間ほどは、点滴で命を繋いでいました。時には高熱が出たりして、何度も危ない状態が続き、わたしたちはもう、ベッドのそばから離れることができなくなりました。面会時間の許す限り、朝から晩まで夫のそばですごしました。

少し落ち着き始めた三月の末頃、看護師さんがアイスクリームをほんの少し口の中に入れてくれました。飲み込めるかどうかをやってみてくれたのです。

「ごくん」。

私が息を詰めて見守る中、夫は案外簡単に飲み込みました。「おぉ、これは嬉しい」。看護師さんは「次はゼリーにしましょうかね」。

私は早速買いに行きます。そして、これも難なくこなしました。

こうして、むせることもなく、騒ぎも起こさず、口に入れるものをパクッ、パクッと次々に飲み込めてしまうので、四月初めから流動食が提供されるようになりました。朝昼晩の三食、私は付切で様子を見ていましたが、いつもあっさり全部食べてしまうので、看護師さんがとても感心してくれました。

「北原さーん、今日も完食ですね！」。

「ハルオくんさぁ、食べるだけでこれだけ褒められる人生ってのも悪くないじゃん?」。かろうじて命の危機を脱したと感じるようになった頃には、私もこんな軽口で夫をからかう余裕が出てきました。もともと夫は健啖家です。何があっても絶対に一日三回は食べており、「食欲がない」などという言葉をきいたことはありません。本人は、「食べる」ことは命の基本だと思っていたようで、「無理をしてでも絶対食べる」というポリシーを持っていました。

「俺はなぁ、無理してでも食うんだ。食うって大事だぞ。もし俺が食わなくなったら、その時が終わりだからな」。

こんな調子ですから、毎食の時間が近づくたびに「飯どうすんのや?」と聞かれるのは日常のこと。といって、自分では何一つ料理はできませんから、忙しい中で食事も作る私と時々喧嘩になっていました。しかし今回のような命がかかった場面においては、「食への意欲」はまさに救いとなります。

そもそも医学の知識が全くない私は、「飲み込む難しさ」がわかっていませんでした。

我が家は、夫が発症してから九ヶ月後に義母も同じ病になりました。その時のCTの画像を見ると、左脳の損傷範囲は息子の三分の一もなく、はるかに狭かったのですが、飲み込むことは、とうとう最後までできませんでした。その体験を通して初めて、私は嚥下の難しさを理解しました。夫の場合は、開頭手術をして三週間も経った頃には、味噌汁もジュースも牛乳も水もごくごくと飲み、私はとろみをつける粉の存在さえ知らなかったくらいなので、この点は実に恵まれていたと思います。

そしてこの辺りから私は記録を取り始めました。四月に入る頃には、この得難い体験を書き残そうというくらいには立ち直ってきていたからです。医師と看護師から見た回復の記録はカルテに記入されます。それとは別に、家族の目にこの回復過程がどう映ったのかを残しておきたかったからです。これからは、その記録に基づいて書いていきたいと思います。

減圧手術から復元手術まで

四月六日のこと。朝に病室に入って行ったら、夫はすでにベッドサイドにつかまって、起きあがろうとしていました。たまたま来られた看護師さんがそれを見て、「おっ！　脱出を図ってるね!!」。
病室は和やかな笑い声に包まれました。

四月七日は、車椅子記念日です。初めて乗せていただいたら、まごつくこともなく座っているので、病室を出て廊下の端の方にある眺めの良い場所まで散歩しました。夫は、何かを思い出そうとする顔をしながら、カッと目を見開いて窓の外を見ていました。一緒にジュースを飲み、三〇分ほどでしたけど、家族団欒のひとときをすごしました。

この日はご飯を食べるプロセスでたいへんな回復を遂げました。朝ご飯の時は、スプーンの使い方がわからなくて、首を捻っていろいろながめてから、お茶が入ったカップにスプーンを入れて、スプーンをまるでストローのように吸っていました。あらら。「失認」ということらしいです。しかし、その使い方ではないと悟ったらしく、お昼ご飯の時は、邪魔にならないようにスプーンをさけながら、工夫してずるずると飲んでいました。そして晩御飯。スプーンで器用にお粥やお野菜を掬って、実に上手に食べ始めました。

「一日にしてスプーンの役割が彼の世界に入ってきた！」と私はそばで見ていて満足しました。こういう回復は、家族にとってとても嬉しいものです。

四月上旬にはリハビリも始まりました。最初は部屋の中でした。ある日、減圧手術をしたところが前の日より腫れていたので、私はなんとなく気落ちしていました。病室に入ってきた理学療法士さんがその状態を見て、私に「天気によっても変わりますよ」と言ってくれたので、ほっとしました。その後、リハビリは始まったのですが、療法士さんが「起きますか？」と尋ねると、夫はなにげなく、無声音でしたが、「はい」と答えていました。これを見ていた私はびっくりです。「え？会話した？」。

夫はＣＴの画像で見る限りは全失語で言葉を理解できないはずでしたが、実際にはこの頃になると状況を見ながら、何かしらの理解が出来るようになってきたようです。その時はベッドサイドに腰をかけて、しばらく座る練習をしました。

私は用意していたスリッパを何の説明もせずに、彼の足元に置きました。それをみても履こうとしません。しかし療法士さんが「スリッパを履いてみてください」と言ったら、素直にそれに応じ、左の足で両方のスリッパを引き寄せて、器用に履きました。

こうして、どうみても言葉を理解していると思える状況が、いくつかでてくるようになりました。その時の療法士さんは、「今はまだ、頭が腫れていてはっきりしないけど、だんだんはっきりしてきますよ」と私たちが力を得るような言葉をかけてくれます。

さらにその次の日には、別の療法士さんが夫を立たせてくれて、夫は一ヶ月ぶりに立つことができました。「次の週からは、一階のリハビリセンターですね！」と言っていただき、もうこの頃から私たちも、一つひとつ何かができていく喜びの気持ちが、できない悲しみに勝るようになっていきました。

三月一五日の減圧手術から一ヶ月後に、浮腫も落ち着いたので外した頭蓋骨を戻す復元手術が行われることになりました。前日に麻酔科の北山眞任先生が病室に来室されて、夫に明日の手術でどんな処置をするのか、また寝ている間に全部済むから心配ないと説明してくださいました。そのとき夫は起きあがって、「ありがとうございます」とお礼を言おうとしました。実際には「あ」しかでなかったのですが、でも北山先生はその様子を見て感動しておられました。「一ヶ月前にここに運び込まれたとき、僕もいたんですけど、あのころから見ると信じられないですね」と。こうして復元手術の準備は整いました。

脳外科の先生たちとの会話

四月一五日の手術は無事終了しました。手術時間は五時間。長い方ではないのかもしれませんが、待つ方にとってはやはり長く感じます。翌朝、病室に執刀医の大熊洋揮先生と嶋村則人先生が来てくださいました。

大熊先生が、「北原先生、わかりますか？　目を閉じてみてください」とおっしゃったら、夫は目を閉じ、「目を開けてみてください」とおっしゃったら、目を開けました。それをみて、二人の先生は「すごい」としばし絶句しました。

大熊先生は、「明らかに理解していますね。これはすごい」と。さらに「同じ病気であっても、病気になる前の状態が予後に関係するのは、我々もよく経験することなんです。それにしても、あれだけ左の大脳がやられているのに、これはほんとにすごい」。

思いもよらなかったので、びっくりしました。そして、生来の右利きなのかを尋ねられたので、「そうです」とお答えしたら、「直した訳じゃないですね？　それで、左手で食べているわけですか？」とさらに尋ねられます。

「はい。とても器用に左手で食べています。みそ汁もスプーンですくって飲むので」と答えたら、二人の先生たちは「すごい、すごい」と感服し、「これからはどんどん刺激を与えてください」とのアドバイスを置いてお帰りになりました。

この辺りのやりとりで、私はほとほと夫に感心してしまいました。

「ハルオくん、すごいじゃん。目を閉じて開けただけであれだけ誉められちゃったよ。先生たち、びっくりしてったよ」。

私たちは素人なので、何がそんなに驚くことなのかはわからないのですが、でも大学病院の脳外科の先生方がこれだけびっくりされているのであれば、それはきっとすごいことなのだろうと思います。そしてこの時の大熊先生の言葉は、その後のわたしたちの生きる希望の柱となりました。

①同じ病気になっても皆同じ結果になるとは限らないのかな？
②「刺激」を与えると、何かは変わるかもしれなのね？
③じゃ、「刺激」ってどうやったらいいんだろう？
④今何かできることあるかなぁ？

つまり、この時の大熊先生や嶋村先生の言葉は、私たちにとってその後の生活指針となるようなものだったのです。もう絶望しかなく、下を向きそうになっていた私たちの意識や目線は、ここらへんからだんだん上向きになりました。

もちろん、「刺激を与え」ても、どうなるかというところまでを先生方はおっしゃったわけではありません。でも、現実にはもう何もできないと思っている家族にとって、「刺激を与える」というのは、私たちでも何かできることがあるかもしれないと思えることの一つだったのです。

ただ一つ不思議なのは、この「どんどん刺激を与えてくださいね」という言葉を医師から聞いたのは、大学病院に入院していた時だけだったということです。他の病院では聞いたことがありません。でも、どんな重症でも、どんな家族にとっても、これは救いになる言葉かもしれないなと思っています。

四月二二日のお見舞い

弘前城は桜で有名ですが、例年四月二二日が満開になることが多く、この年もそうでした。私はＪＲ弘前駅まで一人のお客様をお迎えに行きました。東京大学名誉教授の大野雅二先生です。大野先生は天然物有機化学分野で多々業績を上げられた方で、夫は研究の分野でとてもお世話になっておりました。夫が病気になる前の年にお会いした時、大野先生は弘前の桜をご覧になりたいとのことで、いつがいいのかを夫に尋ねてこられ、夫は四月二二日をお薦めしてホテルもすでに予約していました。

三月に病となった時、私は大野先生にご連絡を差し上げて、率直に現状をお伝えしました。ただ、すでにホテルも予約しているからと、そのまま弘前においでくださることになりました。その当時の夫は面会謝絶状態でしたが、わざわざ東京からおいでくださっていることもあり、私は病院に事情をお話して、夫の病室まで大野先生に来ていただくことにしました。

病室に入った大野先生を見た瞬間、夫の表情はガラリと変わりました。明らかに大野先生だと分かったのだと思います。なんとかして話をしようと声を出すものの、言葉になりません。大野先生はベッドのそばに来て言葉をかけてくださいました。

「北原君、がんばれ。人生万事塞翁が馬だ。つらいだろうが、これからどういう幸運があるかもわからない。がんばれ」。

夫は俯き加減で、先生の言葉にじぃーっと耳を傾けていました。その姿はいつもの彼の雰囲気そのままでした。しばしの時が流れ、先生が帰られようとしたとき、夫の顔がゆがみました。私は大野先生を弘前公園までご案内するつもりだったのですが、夫の様子が気になり、一人で行って下さるようお願いしました。

大野先生が病室から去る姿をなんとも言えない目で見つめていた夫は、それまでこらえていた感情を吹き出すように、大きな声を出して泣きだしました。異変を察した病棟の看護師さんたちが駆けつけて、懸命に夫の体をさすり、慰め励ます言葉を尽くして語りかけてくれていました。この光景はいまでも私の脳裏に焼き付いています。

この件があり、あらためて私は「刺激を与える」ことの重要さを意識し始めました。さきほど述べたように、大熊先生をはじめとした脳外科の先生たちは、「刺激を与えるように」とよく声をかけてくださいました。だから私たち家族も、夫が好きな音楽を聴かせたり、絵や写真を見せたり、夫が元気だった頃に娘が一緒に買った香りのグッズを枕元に置いたりと、思いつく範囲でいろいろやってみていました。

しかし見慣れた家族の顔ではなく、遠方から来られた恩義ある大野先生との再会は、「刺激を与える」ことがどれほど効果的なのか、具体的に示してくれたように思います。先生の姿を見た時、夫の中で、あきらかに何かがかかわりました。そして、感情を失ったかのように表情がなかった夫が、驚き、目を見張り、そして大声で泣いたのも、これが初めてでした。

素人の印象なので、こうした状況を、医療のプロはどのように判断するのかは分かりません。あるいは脳の障害で感情のコントロールが効かなくなったということだったのかもしれません。しかし家族から見たら、一挙に蘇ってきた何かで、泣き崩れたようにしかみえませんでした。大野雅二先生が誰なのかを理解していない限り、この行動はありえるも

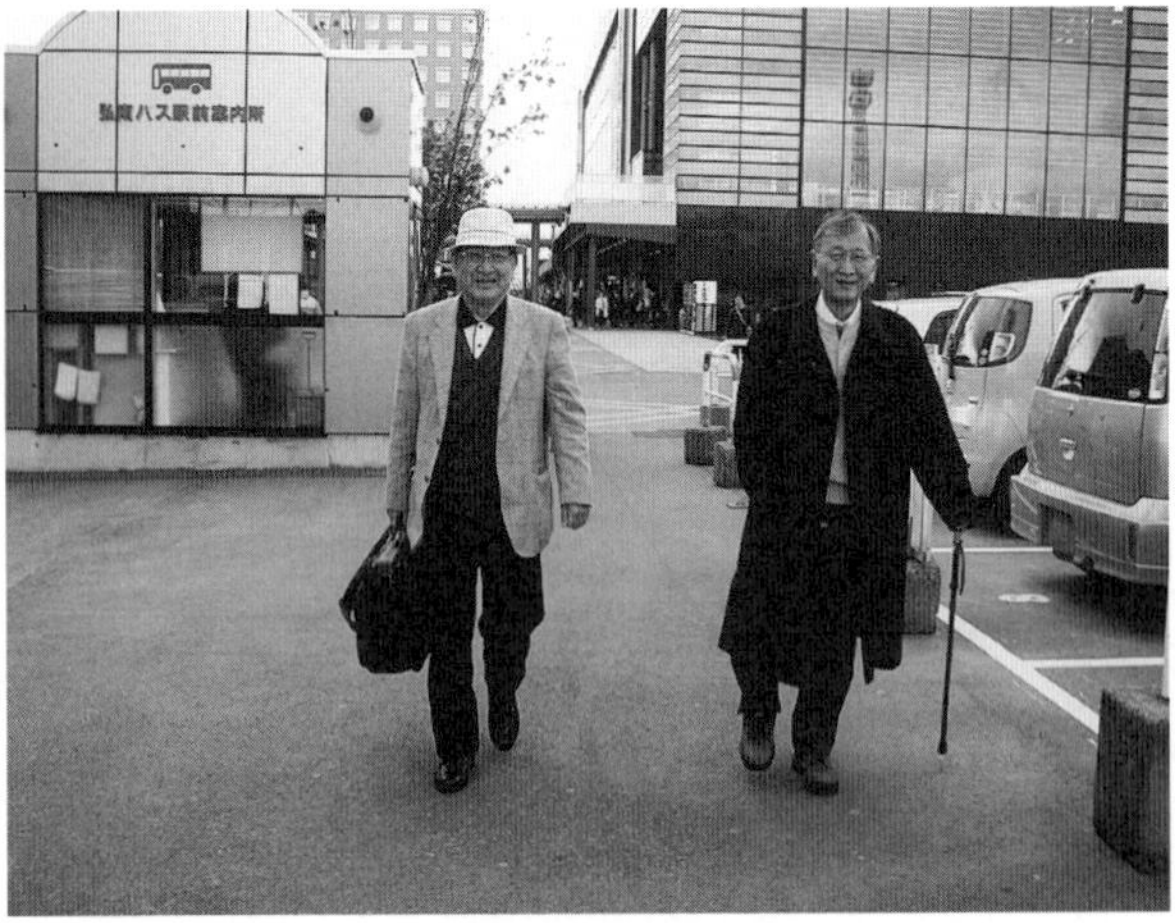

JR 弘前駅前を歩く大野先生と夫

のではないと思います。左脳をなくし、言葉も何も理解しない「生きる屍」の涙ではなく、間違いなく北原晴男本人としての感情表出だったと今でも思っています。

大野先生は翌日私に連絡をくださり、「一年後にまたくる」と約束して帰られました。そして、約束通り、一年後の四月二二日にまた弘前にきてくださいました。その時私は、夫とともにＪＲ弘前駅まで迎えに行きました。杖をついて、歩いて駅に出迎えた夫の姿を見て、大野先生は感無量の表情を浮かべてくださいました。

渾身の「あ・り・が（とう）」

弘前大学医学部附属病院に入院中、夫のコミュニケーション能力は徐々に回復し、特に大野先生にお見舞いをいただいた四月下旬には、それが加速した感があります。

私たちはこの当時、朝七時の面会開始時間と共に病室に入り、娘はそこから学校に行っていました。ある朝病院に着いたら、なんと夫は一人で起き上がり、ベッドに腰かけて窓の外を眺めていました。私たちが入室したら、振り返ってニコニコ顔。立位や座位をとるのはたいへん難しいらしいと知った後のわたしたちですから、背もたれもないベッドの淵に腰掛けて背筋伸ばして座っているのを見て、もうびっくりしてしまいました。この頃は、毎日何か一つは驚くことがありました。

たとえばある日の夜、帰る時に「パパ、もう帰るね」といったら、頷きながら、それまで見ていた、私のワンセグケータイを指さし、それから私の方を指さしました。「あ、もって帰りなさいって言いたいんでしょ?」と言ったら、また頷きました。言葉は出ないのですが、少なくとも家族内ではコミュニケーションが取れるようになりましたし、なんとかして意志を伝えようとする努力が見受けられるようになってきました。

ただここまでくると、ちょっとした失敗もありました。ある日のこと、私は夫と「リハビリを頑張ろうね」と話していました。夫は頷いたので、「リハビリを頑張ると、一人でトイレに行けるよ。トイレはね、すぐそこだよ」と室内にあるトイレの場所を教えたのです。そして次の日に病室に入ったら、看護師さんから夫が朝に、ベッドから降りて床に座り込んでいたと聞かされました。状況から判断するに、「たぶんトイレに行きたかったんじゃないでしょうかね？」と。

うっかりしたことを言ってしまったために、看護師さんたちの仕事を増やしてしまいました。それでも、これがきっかけとなり、先生方が床にマットを敷いて和室状態にするよう指示してくれたので、午後の入浴後にお部屋は見事に和室に変わりました。ただ、背もたれがないため、食事は落ちる心配もなく、常に床に座る状態になりました。ただ、背もたれがないため、食事は最初ロッカーにもたれてどうにか食べましたが、少し心配だったので、病棟師長さんに相談して、座椅子を持ち込むことにしました。

夫はすぐに和室状態の環境に慣れました。座椅子も使わず、ずりずりと自分でロッカーのほうに移動し、テーブルが安定する場所を自分で確保して普通に食べるようになりました。食事はすでに普通食でしたし、ちょっと見た目には、胡座で座る、ものぐさな左利きのおじさんが、食器も持たずにスプーンでぱくぱく食べてるようにしか見えません。なんとも愛嬌がある姿です。そんな中で初めて自分の意思で発した言葉がありました。

四月二六日の夕食後、家族でおしゃべりを楽しんでいました。私が娘を指差して「だれ?」と聞いたら、無声音ながら娘の名前を答えてくれたので、その日はそれだけでも驚きでした。そして夜九時。いつものように帰ろうとしたら、夫が体を起こし、私を指さして、一生懸命なにかを言おうとします。何だろうと思って、とりあえず窓のブラインドを下げてみました。「これでいい?」と聞いても、どうやら違う。暑いのかなと思って、「暑い? 窓あけようか?」と聞いてみました。しかし、それも違う。

なんだろうと考えあぐねていたら、目を見開いて、一生懸命、一つひとつの音を絞り出すように、「あ、り、が」と言います。「え? パパ、今、ありがとうって言った?」と言ったら、頷き、そして安心したように、横になりました。

はじめて、絞り出すようにしていってくれた言葉が、家族に向けた「あ・り・が（とう）」。この時は全身に感動がこみ上げて、涙があふれでました。エレベーターで一緒になった二人の看護師さんがもらい泣きしてくれて、四人で泣きました。涙が止まりませんでした。

診断とは現状からみた未来予測？

四月末くらいになると、夫の食欲は加速しました。食べる意欲は人生を救うと何度も思ったものです。食欲はもうほんとに見事なくらいです。

ある日の夕方におやつを出したら、それは気に入らなかったらしく「ごはん」と言います。「ご飯はまだだよ」と答えました。しかし考えてみると、夫はその当時「全失語」という診断を受けていたはずで、目の前に食事がないのに「ごはん」と言えるはずはなかったようなのです。この状況をその時の担当医に知らせたら、「そうなんですか。でも、失語症の方は、相手の言った言葉をそのまま繰り返して言うことしかできないんです」とのことでした。あれ？

この頃から私は、この「言葉を絞り出して、話している状況とはなんだろう?」と思い始めました。その頃の夫は、何かを言おうとして頭を捻ってることはよくありましたが(大抵は最初の一文字くらいしかでてきませんでした)、誰かと同じ言葉を繰り返して発語したことは、一度もありません。おかしいな。

また失語症の方にとっては、抽象的な言葉を発するが難しいのだそうです。だとしたら、数日前には「ありがとう」と私たちに向かってお礼を言っていた、あれはなんだったんだろう?

さらに、元気だったころの夫は「めしどうすんのや?」とよく言っていましたが、「ごはん」という礼儀正しい言葉は滅多に使いませんでした。これも私にとっては「おもしろい」と思ったことの一つです。もしかしたら脳がリセットされて、子供の頃のおばあちゃんのしつけが復活したのかしら? あるいは、看護師さんが「ごはんですよー」といって持ってきてくださるので、そこで学習したのかな?

素人なので、わからないことばかりなのですが、特にこの言葉に関しては、この状況はどういうことで、なぜこうなったのかを知りたくて、誰か説明してくれないかなと素朴に思いました。

そうこうしているうちにリハビリも本格化して、動かないはずの右手は、多少の力がついたとのことで、筋肉に少し張りが戻ってきました。頭蓋骨復元手術の二日後には、右足も多少動かせるようになりました。弘前大学医学部附属病院一階にあるリハビリセンターで立つ練習をした時の様子は、あとで聞いて笑ってしまいました。この頃、麻痺している右手が邪魔にならないよう、肩から三角巾をかけて右腕を保護していました。リハビリを開始して、左手だけで平行棒に掴まって立った時、右手を押さえている三角巾の乱れが気に入らなかったらしく、それを自分で直したそうです。もちろん、左手で右側の布の乱れを治している間は、何にもつかまらない状態なわけです。

自分一人で立てることを、その時に証明したようなものなので、「じゃぁ次は一歩足を出せばいいだけだね」と私はまた簡単に思いました。「立つことができるんだったら、両方の足を交互に出せれば歩けるよね?」。素人の発想は単純です。

四月二八日に最後のＭＲＩの検査がありました。そこでわかったのは、夫の頸部に詰まっていた血栓が自然に溶けて血流が復活し、頭全体に毛細血管が張り巡らされて元気に活動していたということでした。私は「はぁ」といって聞いていました。

というより、よくわからなかったので、そういうものかと単純に思っていたら、「いやぁ、運の強い人ですね」とのお言葉。もちろんこれは血流を再開させるという、一種の賭けみたいな治療に踏み切ってくださった先生方の判断があってのことだったのですが、それにしても「奇跡」とか「運が良い」という言葉が頻出するので、おもしろいものだなと思いました。

先生方の言葉を借りると、「私たちの予想を超えた回復ぶり」ということで、後遺症は当初の見通しよりはるかに軽い予測になりました。普通、夫のような症状の方は座位を保つのが難しいそうです。でも夫は、初めて車椅子に乗ったときから背筋伸ばして座っていました。言葉も、相手の話すことを繰り返すことしかできないそうです。でも彼は、抽象的な言葉も「ごはん」という単語も出てきます（生まれながらの仙台弁で）。無声音だったらもっと何か言っていたので、初期の予想が次々に覆ってくる印象を受けます。

要するに診断というのはその時点での未来予測みたいなものだろうと私は実感しました。

現代はCTやMRTなど、外から見えない部分を画像に映し出す技術が進んでいます。しかし、やはりそれが全てではないのかもしれない。

画像は切り取られた一瞬であり、その前後にはその人の人生が流れています。そこにどんな可能性が潜んでいるかもわからない。いいかえるなら、どれほど絶望的な診断であっても、次の日、あるいは未来はどうなるかは誰にもわからないということなのかもしれないと思いました。

大学病院からリハビリ病院へ

以上の経緯で、当初は救命できるかどうかという状況だった夫は近々退院して、リハビリ専門の病院へと移ることになりました。開頭手術直後はまるで別人のようだった夫のなかで、本来の北原晴男が少しずつ芽を出してくるように感じられた一ヶ月半でした。非常に疲れやすいものの、立ちあがりの練習もできるようになり、ベッドに乗り降りする時の動作も習得しました。残念なことに、この当時の大学病院は言語のリハビリがなく、先生方は、そのためにも転院した方が良いという判断をしてくださったものと思います。

大学病院に入院中、作業療法を担当していた大溝昌章先生がとても熱心に言語療法に近いことをしてくださり、数字については理解を取り戻していました。最初はほんとうに何も認識できなかったものの、あっというまに数字順列の理解を取り戻すプロセスは見ていて感動でした。リハビリの最終日、大溝先生は「言葉をすごく理解するようになったので、ちょっと字もやってみます」といって、いろいろ用意してくださっていました。そのままお任せすれば良かったのですが、私たちもその様子を見たくて、リハビリテーションセンターまでこっそり見にいきました。しかし夫が私たちの姿にめざとく気づいてしまったので、もうリハビリをやめて帰りたい一心になり、とうとう何もできずに終わりました。これは今考えても本当に残念です。理解しているかどうかというのは、患者側の反応を見て判断するところが大きいのですが、信頼関係ができずに患者が受け入れない状況だと、何も進まなくなります。短期間であったのに、こうした信頼関係を築けるリハビリをしてくださった大学病院のスタッフの方々にいまあらためてお礼を述べたい心境です。

最後のリハビリが終わったあと、大学病院内を車椅子に乗りながら散歩しました。売店やカフェをのんびり眺めてエレベーターに乗ろうとした時、手術してくださった大熊洋揮

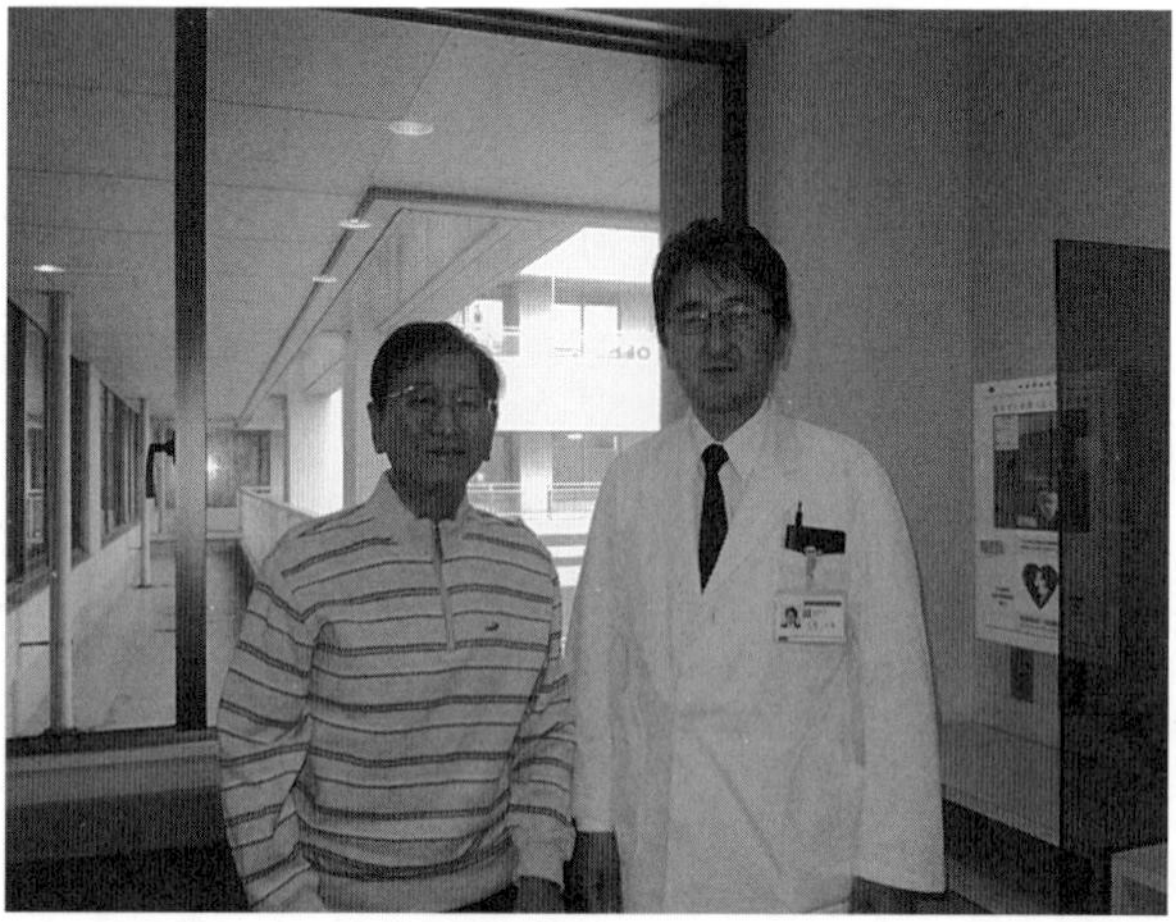

執刀医の大熊洋揮先生と

先生とばったりお会いしました。ほんの数分の立ち話でしたが、「我々もびっくりするくらいの回復だった」であったとおっしゃってくださいました。

シンプルに、嬉しかったです。最初が最初だっただけに、ほんの少しでも何かができるようになるとことのほか嬉しく感じました。回復やリハビリの効果は、一直線に上がっていくわけではないけれど、仮に今日が昨日よりできなくなったとしても、明日はまた上がるかもしれない。そう思えるからこそ、前を向くことができるのだと思います。「次のリハビリ専門病院ではきっと良くなるに違いない！」と思い込んで、私たちは次の段階に進むことになりました。

第三章　後遺症とのお付き合いが始まった

——リハビリ病院へ転院——

根気強く、少しずつ

リハビリ病院で行うトレーニングは、生活すべてにわたります。転院してからしばらくは、さまざまな検査が続きました。最初は急性期病棟で、ほどなく慢性期病棟へと移動しました。この病院は個室が多くて、家族としては気が楽でした。

リハビリもいろいろあります。作業療法では身の回りの訓練から始まりました。夫のように右側がまったく動かない状態でありながら、どのようにして服を脱いだり着たりするのか、そのパターンがあることを、ここで初めて知りました。自分一人で脱ぎ着できるようになるまで、根気強く訓練していただいたおかげで、日常動作はできるようになりました。歯磨き、入浴、すべてを自力でできるようになったのは、ここでの訓練のおかげです。

とはいえ大手術を二回もして、脳に大きな障害を負っているので、話はそうそう簡単に進みませんでした。なにより、体力が激減しています。疲労ですぐ動けなくなるので、前途は実に多難でした。そんな中で、希望を失わずに済んだのは、療法士さんたちの前向きな姿勢によるところが大きいと思います。作業療法のおかげで、生活のさまざまなことが徐々にできるようになっていきましたが、目覚ましく効果が上がったという意味では、理学療法もまた非常に印象的でした。その様子を少し紹介します。

毎日、理学療法も作業療法もそれぞれ四〇分の時間割が組まれていました。時間になると、療法士さんが迎えに来てくれます。私は保護者のように「よろしくお願いします」と言って夫を送り出します。ベッドから車椅子に移譲して、嫌がることもなく夫は部屋から出て行くのですが、気になるので私も様子をよく見にいきました。

最初の頃は、まず装具の使い方から取り組みました。病院にあるがっちりと麻痺足を支える装具をつけて、立ち上がる練習をします。そして先が大きく四つに分かれた四点杖をつきながら、歩く練習をします。一歩、一歩、ゆっくりと前に進むかに見えたそのすぐ後に、夫は疲れたという意思表示を始めます。まだ三歩くらいしか歩いていないし、その距離にしてわずか一メートル。見ている私は泣けてくる思いですが、療法士さんは、一生懸命夫を励ましてくれています。

「北原さーん、もうおしまいですかぁー。もうすこしがんばりましょー」。

それでも夫が帰ろうとすると、「北原さーん、お願いしますよー」。

もう、本当に申し訳ないくらいです。帰りたがる夫を、なんとか説得しようと頑張ってくださるのですが、夫はそばにある椅子に座り込んで動かなくなってしまうのです。というより動けないのでしょう。

始めたばかりの頃は、四〇分のリハビリ時間を全うできずに戻ってきました。それでも、次の日のリハビリの時間になると、夫は嫌な顔もせずに出かけていきます。療法士さんも丁寧に体の状態を見ながら、本当に根気強く導いてくれました。こうして、少しずつ、少しずつ、夫は歩行技術を身につけていきました。

自主訓練スタート

歩行訓練は毎日続きます。すぐに座り込んでしまい、一見望みがないようなこの歩行訓練を見ているうちに、私はなんとなく希望を持つようになりました。訓練を嫌がる時、本当に嫌なのか、やろうとしても体が疲れて休息したいのか、家族であれば見分けがつくからです。もちろん、療法士さんはプロなので、体の状態を見ながら取り組んでくださいますし、体力的に無理だと思うことを強制したりはしません。ただ、拒否という行動は感情的な部分もあるので、もう少しできるはずだと思っても、拒否されると、患者さんを傷つけないように、怒らせないように、とても気を遣いながら対応してくれています。この点、私であれば、「甘えてるな」と思うと遠慮なくビシビシ言えたりもします。長い時を共に過ごした家族ならではの対応かもしれません。

まず私は夫に聞きました。

「本当はもっと歩けるようになりたいんでしょ？」。

「あぁ」と、彼は頷きます。

「それだったら、一緒にやろうよ。一度に四〇分が大変だとしても、五分とか、一〇分とか、少しずつやって、疲れたら休めばいいじゃん」。

ということで、私は病棟師長の一戸哲子さんに許可を取って、自主訓練を始めることにしました。全くの素人なのに、家族がついていれば、自由にやって良いという許可を出してくれた病院にはとても感謝です。

歩くためには麻痺した右足を支えるための大きな装具をつけます。普通であれば、この装具を患者本人が自分で脚に装着することはできないと言われたのですが、夫の場合はあっという間に自分で装着する方法を覚えました。私が手伝わなかったこともその理由かもしれませんが、自力で車椅子にのって装具の近くに行き、一人でさっさと装着するようになりました。私がただ側で見ていると、四点杖を支えとして立ち上がります。右手右足は全く感覚がないので、「怪我をしても気が付かないから気をつけるように」とアドバイスをされたのですが、その右足を外側から回すようにしながらも、前の方に進むことができるようになりました。廊下に出て歩いてみます。最初は一〇歩くらいで「はぁはぁ」言って近くの椅子に座っていました。でも、そこから部屋までまた一〇歩くらいは歩くわけです。

「えらい、えらい」と褒めつつ、喜びつつ、部屋に戻っては休み、またしばらくして歩く練習をするということを繰り返すようになりました。この頃の、ほんの数歩歩いただけでも嬉しいと思ったのは、本当に素直な気持ちでした。立って歩くどころか、命が助かるかどうかもわからず、助かっても寝たきりだと言われた最初の頃を思うと、一歩でも歩いて前に進めることを心から喜べるようになり、自分でもそれは意外だと思ったことを記憶しています。今思い返しても、この頃はできるようになっていく喜びの方が多かったかもしれません。こうして自主訓練を中心に日々が回るようになりました。

仕事と介護の両立が始まる

当時の私は、秋田県大館市にある秋田看護福祉大学看護学部に勤務していました。医療系の教養担当でしたが、学長の佐々木英忠先生、学部長の三田禮造先生、そして歴代の部長さんたちをはじめとした事務の方々、同僚の先生たちがみな私を気遣ってくださり、様々なアドバイスをいただきました。夫の発症から二ケ月は介護のための休暇を取得することができ、リハビリ病院に転院して間も無く、私は仕事に復帰しました。自宅から病院までが五キロメートル、そこから大学までは四五キロメートルあります。片道一時間あまりの距離を車で通勤しながら、その途中にある病院に通い詰める生活が始まりました。無我夢中で生きていたこの時期に心が折れなかったのは、同僚の方々の温かい思いやりが私を包んでくれていたからだと今でも実感します。

当時の生活をちょっと振り返ってみます。

朝の起床は五時すぎ。娘の朝食とお弁当の用意をしたあと、当日の新聞をもって六時過ぎには病院に到着。待ちかねている夫と共に装具をつけて、杖を使って、朝一の自主歩行訓練です。

夫が朝ごはんの時間になる頃、私は一度自宅に帰って娘を学校に送り出し、また病院に戻ります。私の出勤前の時間もまた、自主歩行訓練。そこで一緒にコーヒーを飲んだりして一息ついてから、五〇キロ近く離れた大館に向かいます。日中は看護師さんたちがついていてくださるし、いろいろなリハビリのプログラムが組まれているので、安心して仕事をこなすことができました。

大学の仕事が終わると病院へ直行です。そこでまた自主歩行訓練。がんばって一息ついた頃に夕食の時間になるので、私も自宅に戻って夕食を準備し、食後にまた病院へ。夕食後の夫と共に歩行訓練をトコトコとこなします。この病院はほとんどが個室だったので、家族で過ごせたのも幸いでした。

夜のひと時を、好きなジャズを聴いたり、一緒に新聞を読んだり、夫が病気前に手がけていた仕事の話をしたりして過ごし、夜九時の面会終了時間の前にまた、歩行訓練を行います。その時間帯になると、ほとんどの患者さんは自室で休んでおられるので、ひっそり

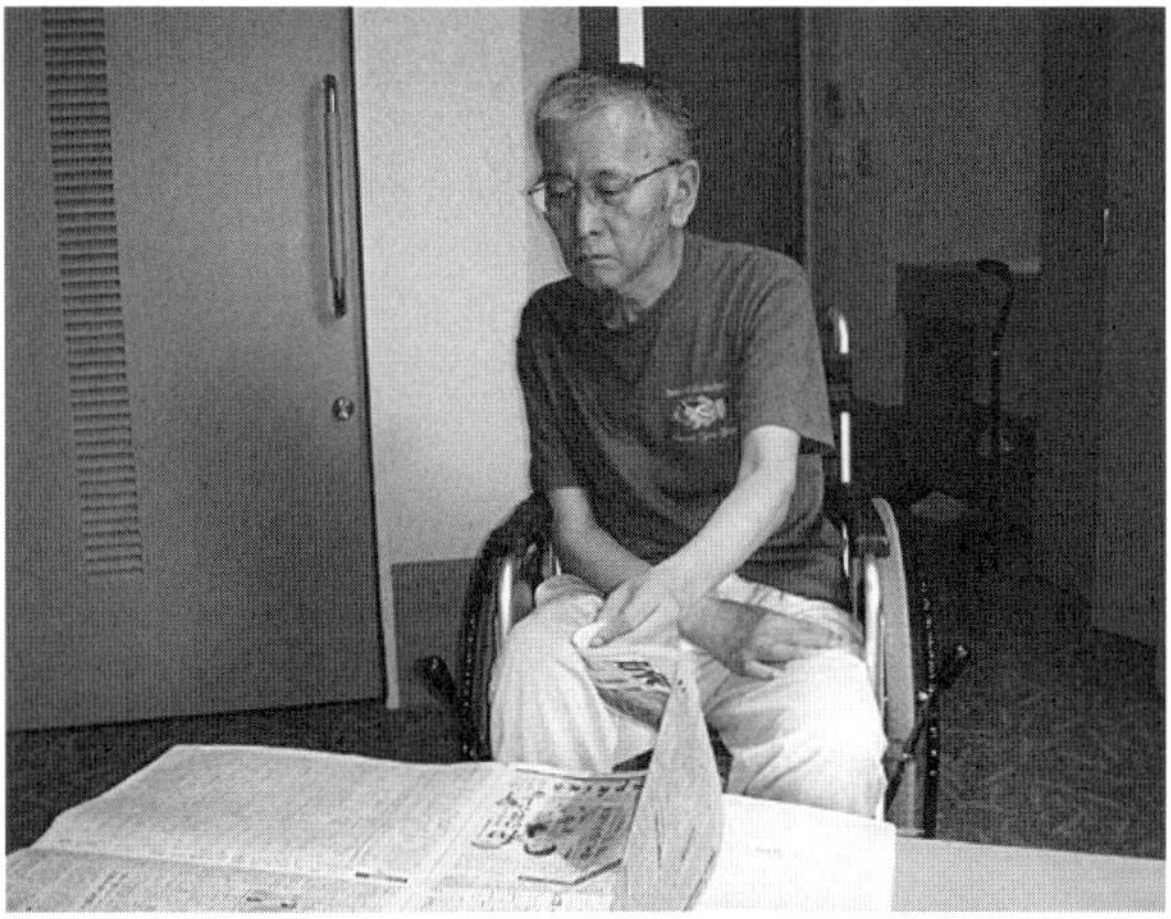

リハビリ病院の病室で

とした夜の空間の中に、夫の杖の音だけがトントンと廊下に響きました。こうしてウイークディは一日に最低でも四回は病院に行き、休日は文字通り一日中夫に付き添い、頻繁に歩行訓練を繰り返していました。毎日、五〜六回は訓練をしたと思います。

当時高校二年生だった娘も、毎日学校の帰りに病院に来ました。夫が好きだった音楽を用意しては耳元で一生懸命に聴かせたり、香りが出るグッズを枕元に用意したり、その日の出来事を夫に話しかけたりしてすごしていました。三人家族で三角形だった関係が二点の直線になりそうだったこの当時、初めて「家族の形」を自覚し、できるだけ元の形に戻そうとしたことが、わたしたちの根本にあったように思います。

病棟の回復率向上に貢献？

こうして日々ほそぼそと家族だけのリハビリを続けたところ、効果は徐々に現れてきました。最初は二メートルも歩くと疲れ果てていた夫は、徐々に歩行距離を伸ばすようになり、自信もつけてきました。歩けるようになること、それ自体が本人を支えたようです。居室から食事コーナーまで二〇メートル近くあったと思いますが、この距離も歩いて行くようになりました。最初は食事が終わると車椅子に乗って戻ってきましたが、やがて帰りも歩いて帰って来られるようになりました。

次は居室から、廊下の突き当たりまで。結構広い病院のフロアをトコトコと杖をついて歩きます。当時、この病院の外周は四〇〇メートルほどでした。大きな病院で、入院していた病棟フロアの端から端までは、相当の距離がありました。少なくとも八〇メートルくらいはあったのではと思いますが、これも往復できるようになりました。

さらに距離は伸びていき、中央の吹き抜けを挟んだフロアをぐるりと一周できるようになりました。自信もついてくるので、そのうち、休むことなく二周も歩けるようになりました。

毎日病院に通い詰め、そばに付切で、ひたすら一緒に歩いている私の姿は、他の患者さんの目に留まったようです。気がつくと、周りの患者さんの中からも、手すりにつかまりながら、自主トレをする方がでてきました。夫は症状が重かったので一人での歩行訓練は許可が下りませんでしたが、比較的軽症の方は自分一人でも歩く練習ができたのだと思います。お互いに挨拶をしたりしながら、和やかに歩いている時に、看護師さんが笑いながら声をかけてくれました。

「北原さんのおかげで、四階病棟の回復率があがるね！」。

嬉しい言葉です。その一方で、私たちの様に家族がついていないと歩行訓練ができない方もおりました。また同じ県内であっても、きわめて遠方からも入院されている方も多く、家族と会うことさえなかなかできない患者さんもたくさんいらっしゃいました。

「あんだ、家が近いのか？」とある患者さんから聞かれたことがあります。

「はい、ここから車で五分くらいです」と答えたら、「んだべなぁ。んだはんで、そしていつも来れるんだな。わ（私は）、家遠くて、誰も来ねじゃ」。

たまたま、病院が近かった私たちは幸運でした。この会話がほんとに切ないと思ったことは今でも忘れられません。

こうして自主訓練を重ねる間に、最初は借用していた装具も、夫の足に合わせて作ってもらうことができました。それに合わせたリハビリ用の靴も買いました。この装具と靴を毎日つけているうちにすっかり慣れてしまった夫は、自分で装具を付けて、一人で勝手に歩く様になりました。

ある日の朝、いつものように病院に行ったら、夫が四階の居室にいません。どこに行ったんだろうと探していたら、一階の窓際の手すりにつかまって、優雅に一人で外を眺めていました。一人で装具をつけて、エレベーターを使って一階まで降りて、さらに窓際までの数十メートルをトコトコと歩いたわけです。無事だったのでホッとしましたが、こうなると、もし転んだりしたら危ないという病院側の判断がでて、装具は自室に置かないことになりました。装具一式をナースステーションで預かることになったので、私が行った時にそれを借り受けることになりました。
これは、自分で装具をつけて、自分でできるところはどんどん自分でやっていくという自主性を抑えることでもあったので、少々残念な気はしましたが、しかし病院内の目の届かないところで怪我をしたりする危険性を考えると、病院側の判断は当然のことと思います。

ではなぜ、そもそも装具を居室に置いていたかということなのですが、先ほども書いた通り、もともと夫のような病状の方がこの装具を一人でつけるのは、とても難しいのだそうです。「普通は一人で装具をつけれないんだよね」と言われたこともあります。症状が人一倍重いはずの夫が、一人で装具をつけて歩き出すとは誰も考えてなかったのでしょう。ともかく、そこまで回復してきたということで、心配半分、安堵半分、みたいな心境になりました。

靴底に穴が開くまで歩いた

歩行訓練の話をもう少し続けたいと思います。まだ入院していた六月も末の頃だったと

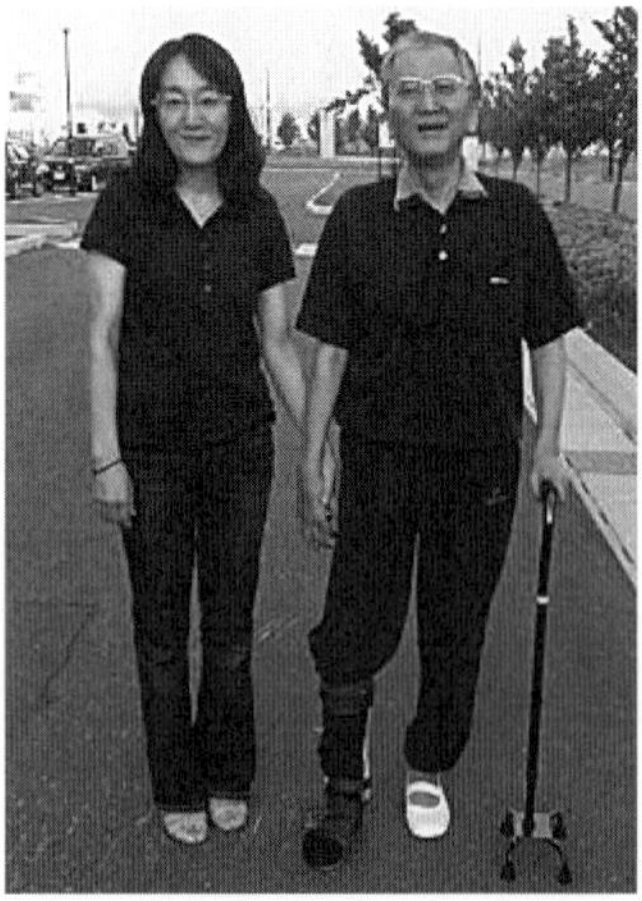

リハビリ病院の周りを
歩き始めた頃

思いますが、病院内を歩くのはワンパターンなので、外を歩いてみようかということで、二人で病院の外に出てみました。これも少し歩いては戻り、次にもう少し距離を伸ばしては戻り、を繰り返して徐々に進歩を重ねた結果、ある日とうとう病院周り四〇〇メートル一周を果たしました。歩道とはいえ外なので、完全バリアフリーの病院内とは違って足元は歩きにくく、歩道もでこぼこしています。また、坂になっている部分もあるので、スロープになっているところをゆったり下りて、その後は急になってる部分を上らなければなりません。夫の体にとっては障害物だらけです。それを乗り越えて、初めて一周して病室に戻ってきた時の、理学療法士さんの言葉は忘れられません。

「北原さん、すごーーい！」。

居室で待っていた療法士さんは、感動で言葉がそれしか出てこないという感じで、座り込んでしまいました。この頃から自主訓練は外を闊歩（?）する方向へと変わり、四点杖だけではなく、普通の一点杖もつかいこなすようになり、ひたすらひたすら訓練に励みました。

八月に退院した後も、病院のスタッフさんが退院後のリハビリをしてくれたので、頻繁に病院に通うと共に、毎日朝晩、病院の周りを歩き続けました。最初は一周だけでしたが、そのうち二周になり、三周になり、と距離は伸びていき、最後は四周ほど休まず歩き続けることができる様になりました。先に書いたようにこの病院周りは一周が四〇〇メートルあるので、最後の方には一・六キロは歩いていたことになります。三歩ほど歩くと座り込んでいた時から見たら、たいへんな回復です。

また、病院内での歩行練習には、段差を乗り越えるパターンも入っていました。最初は療法士さんが夫の体の状態を見ながら、バランスをとって杖をつきながら上り下りする方法を考えてくれました。入院中はリハビリ用の一段の段差を使った練習でしたが、そのうち普通の階段も手すりを使わずに杖だけで上れる様になっていきました。

こうした外での自主訓練のときは、リハビリ用のシューズを履いていました。夫の足のサイズはもともと二六センチメートルでしたが、病の後は麻痺した右足に大きな装具をつけていました。そうすると左右の足のサイズが違ってきます。普通の靴は左右が大きく違うサイズで購入するのは難しいと思いますが、リハビリ用の靴は左右別々に売ってくれたので、とても助かりました。さらに合皮のソフトな感触で、とても履きやすいものでした。こうして、一見、きちんと靴を履いて外を歩くことができるようになっていました。

ただこの靴は、室内を中心とした簡単な移動を想定して作られていたようです。夫のように、一日に何キロも歩くようなハードな外歩きには向いて無かったとみえて、秋頃にふとみたら、靴の底に大きな穴が開いていました。「せっかく買ったのに、造りがやわいんじゃないの?」とその時は不満でしたが、しかし今考えてみると、皮でできている靴の底に半年で穴が開くというのは、それだけ夫が頑張り続けたということなのだなと思います。

たぶん、大切なのは、とにかく良くなりたいという思いを夫自身が強烈に持っていたこと、そして私(家族)がいるから自主訓練を自由にさせてよいと病院側が判断してくれたこと、その二つの要素でぐんぐん良くなることができたのだと思います。この自主訓練は、雪が降るまで続きました。一一月末になるともう雪が降ってきて、滑りやすくなって歩けなくなります。雪国に住むものの宿命です。

自分が築いた世界に戻る

このリハビリ病院のスタッフさんたちは、環境の激変で大変な思いをしていた私たち家族に、とても良くしてくださったと思います。いろいろな思い出がありますが、中でも印象的で感謝しているのは、病棟師長の一戸さんのアドバイスです。一戸師長さんは、大学病院の脳外科の先生方と同じように、「積極的に外の刺激を受けた方がいい」という考え方をされており、病院からどんどん外出することを勧めてくれました。特に、夫の研究室には「どんどん行ってみなさいよ」と。

そんなわけで、六月半ばくらいから、車でドライブするようになりました。初めて自宅の前まで車で連れていった時のこと。何かを一気に思い出した様に涙ぐみ、車のドアを開けて出ようとしました。これまた、大きな刺激になったものなのでしょう。

「パパ、無理だよ。まだ歩けないじゃん？　もっとがんばって、歩けるようになって、必ず戻ってこようね」。

六月末の土曜日の午後、思い切って自宅の中に入ってみることにしました。三月一一日に救急車で搬送されてから三ヶ月以上が経過していました。当時住んでいた借家の入口には五段ほどの階段があります。手すりはありません。怖いもの知らずだったとは思いますが、私は娘と共に夫の体を支えながら三人で階段を上り、自宅に入りました。リビングの自分の椅子に座り、コーヒーを飲み、音楽を聴いたひととき。

かつて日常を過ごした自宅での家族三人の世界は、夫にとって大きな刺激になったとは思います。でも自分の体の状態が不安だったのか、その時はすぐに病院に戻りたがりました。やっと戻ってきた自宅でくつろぎきれない様子を見て、わたしはまたショックを受けました。しかしこうして一つひとつ経験を積み重ねる中で、夫は確実に自分自身のかつての世界に戻ろうとしていました。

あとでもう少し詳しく書きますが、二〇〇八年の春は、弘前大学とサンスター株式会社との共同提携により、弘前大学が持つ知財の実用化を本格的に始めることになっていました。いくつか計画があった中でも、夫が進めていた藍の研究は最初にスタートする予定でした。私たちは共同で行っていた研究の関係で、二人で徳島にいた三月八日にその電話を受け取っていました。しかし弘前に戻った後、本人が連絡する前に大病に倒れてしまったために、関係者の皆様にはたいへんなご迷惑をお掛けすることになりました。

これは夫個人の研究の話ではなく、弘前大学と企業間のことだったために、弘前大学医学部附属病院に入院していた四月半ばにも、夫の研究状況について説明してほしいと、当時大学病院長だった花田勝美先生から問い合わせがありました。そこで夫の代理として、一緒に研究を進めた研究室のＯＢである熊澤健一さんが手伝ってくれることになりました。熊澤さんは夫の代わりにサンスター株式会社の後藤昌史さんと研究内容の打ち合わせをしてくれて、その報告方々病室にお見舞い来てくれた際に「先生も研究室に行きましょう」と励ましてくれました。

こうして、幸せなことに卒業生の応援も得て、七月初めの土曜日に、夫は初めて病院から自分の研究室に戻りました。卒業生はともかく、在学生たちは夫がやっと歩いている様子を見てショックだっただろうと思います。女子学生は涙をこぼしていました。夫も、以前とはかかわりはてた我が身を自覚して、悲しさや悔しさという感情が出てきた様にも思えます。ただ、実験室内にあるドラフトの換気扇が回り続ける中、うっすら漂う有機溶媒の独特の匂いや、自らが使っていた実験器具の数々に囲まれる懐かしい研究室に戻ったことは、とてもとても大きな刺激になりました。行くと決めた日の朝から緊張していましたし、実際に研究室に行ったらものすごく疲れて短時間で帰ってきましたが、発症から三ヶ月後には歩いて研究室のドアを自分で開けることができました。最初の診断時からは想像もつかない展開になったことを、今では不思議な気持ちで思い返します。

歩いて退院

こうして週末になるとせっせと出かけるようになり、時には長距離ドライブをして、かつてよく訪れた八甲田ホテルのカフェで珈琲を楽しんだりしながら、八月には退院準備のための外泊をするようになりました。この病気になって初めて気づいたのですが、当時住んでいた借家は、たまたまトイレも階段もお風呂も、全部左側に手すりがついていました。また、玄関までの階段はありますが、自宅に入ってしまうと全てバリアフリーで、室内を歩くのに妨げになる段差がなかったのも幸いでした。その借家に移ったのは二年ほど前なので、最初からバリアフリーを意識して借りたわけではなく、偶然にしても本当にラッキーだったと思います。

ただ、病になる前の夫は二階の寝室で休んでいましたが、さすがにそれは無理だろうと思ったので、一階のソファーベッドをベッド専用として使うことにして、初めての外泊を迎えました。お刺身や焼肉、好きだった食材をたくさん用意して夫と一緒に自宅に帰ってきた時、しみじみと「生きているんだなぁ」と感謝の気持ちでいっぱいになりました。

もちろん、左脳のほとんどを失う状態で、外見はともかく中身はだいぶ変わっているので、私の予測しない変なことも多々起きました。たとえば最初の外泊の際、夕食に鯛のお刺身を出した時のこと。お醤油をいつもの通り小皿に入れておいたのですが、お刺身にお醤油をつけて食べるという行動を、彼はすっかり忘れていました。何もつけないまま口に運び、「??」となっています。こんなシーンを見ると、家族としては大いにショックを受けます。根気強く「パパ、これ、こうやってお醤油をつけて食べるんだよ」と教え、やってみせて、それを真似して、そして習得していく。日常の小さな学びはたくさんありました。

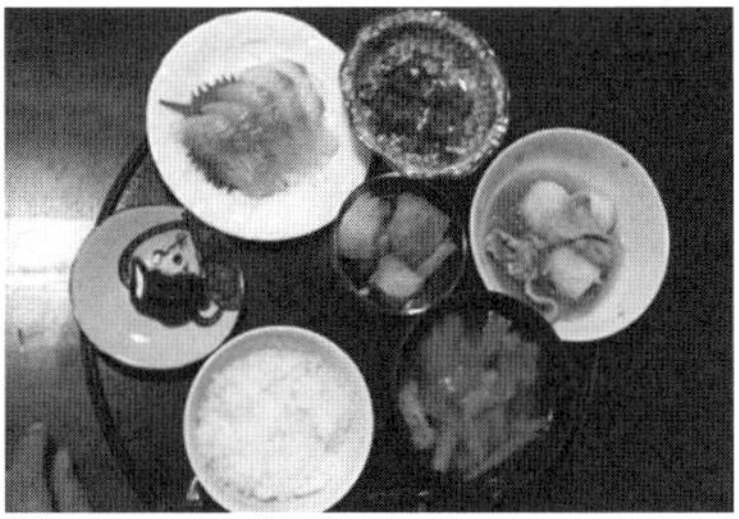

退院準備のための,
初めての外泊で食べたご飯

そのうちに、そうした学びは笑いを伴う時空間に変わっていきました。素麺を食べる時、麺つゆにつけるのを忘れて口に運んだりします。その結果、失敗に気づいた夫は、あわあわとあわてて、麺つゆの入った器に口の中から素麺を移したりします。この様子がとてもかわいいので、私たちは側で笑い出します。夫も一緒に笑います。一六年目をすぎた今でこそ、こういう笑いを誘う動作はなくなり、食事は普通に食べるようになりましたが、最初のショックが強すぎたせいで、案外、笑いに変えることで私たちも自分の心を守っていたのかもしれません。

入院中に作業療法でたくさんの訓練をしていただいた結果、身の回りのことはかなり自分でこなせる様になりました。現実問題としてあまり手がかからなくなっていたので、これはありがたいことでした。最初の外泊は、トイレもお風呂もきちんとこなして、無事に終わりました。トイレについては、リハビリ病院に転院した当初は全く自立していなかったため、リハビリパンツやパッドなど、いろいろな介護用品を使って、看護師さんたちのお世話になっていました。意識がはっきりしてきた頃には、自分が排泄をコントロールできていないことに気づき、本人がおそらく一番ショックだったことと思います。悲しい思いもたくさんしました。

ただこの件に関してありがたかったのは、病棟師長の一戸さんの方針で、七月くらいから普通の下着を使う様にしてくださったことです。「失敗してもいいから尿意を意識できる方が大切」ということで、尿意を感じた時にベルを押す訓練を重ねるうちに、尿意のコントロールも徐々にできる様になりました。この病院で積極的な姿勢で回復に向けて引っ張ってくださったことを、今でも心から感謝しています。

こうして多くのスタッフの方々に支えられていたので、当時の私は、不安というより、「もっと良くなりたい」という希望の方が大きかったように思います。幸い、退院に際しての自宅の改修工事も不要でしたし、車椅子や介護用ベッドを用意するという発想自体が私にはありませんでした。リハビリ病院の方々は、当然車椅子を用意すると思っておられたようですが、私自身は「考えもしなかった」のです。その根本には、「楽をするとそれに慣れてしまうのではないか」という懸念がありました。

ベッドは普通のフラットなものなので、夫は四苦八苦して起き上がったり寝たりしていましたが、自然に腹筋を鍛えることにもなるし、今やれるのであればそれを楽にすることは考えないことにしました。また、歩行についても、自宅の室内であれば、「あちこちに椅子を置いて、疲れたらそこに座ればいいでしょ」ということで、車椅子を買うことも借りることもせず、ついでにその段階では介護認定の申請も全然考えず、とにかく自分たちでやれるところまでやってみようということで、八月下旬にめでたく退院の日を迎えました。

朝に病室に行ったら、夫は自宅から持ち込んだ枕や雑誌を入口近くまで自分で運んできて、彼なりの退院準備をしていました。土曜日に退院したので、長い間お世話になったスタッフの皆さん全員にお礼を言うことはできなかったのですが、「本当にお世話になったね」と感謝しながら、夫は病院の入口から駐車場に停めていた車まで歩いて移動し、助手席に乗り込みました。

第四章　築いた世界と行きつ戻りつ

病と人生の切っても切れない関係

ここで、夫自身と私の研究にかんすることを少し紹介させてください。

夫の専門は天然物有機化学です。少々難しい言葉ですが、つまりは、自然界にあるものを科学的に合成していく研究です。大学院時代はフェロモンの研究をしており、弘前大学教育学部に職を得たあとも、しばらくは教員になる学生たちを鍛えつつ、他学部の先生方の協力を得ながら合成研究を続けていました。

ただ大学の研究室とは言っても、教育学部なので本格的な実験装置はないに等しく、理学部や薬学部などの専門学部とは環境がそうとう違います。また学生さんたちも、教員になることを目指していた学生さんたちです。北原研では、学生さんたちが三年生の後半に研究室に所属してから四年生の終わりまで、卒業研究として実験を続け、そこで出た課題を次の後輩が引き継ぐというリレー方式で研究を積み重ねていました。

こうした環境の中で、夫は決して諦めることなく学内外を走り回りながら、合成の研究を進めようとしましたが、やはりそれは難しいと痛感するようになり、途中で方向転換しました。醤油や味噌など、身近なものから人の役に立つものを引き出す研究をするようになり、他大学や学内他学部の先生たち、あるいは研究室の学生さんたちと連名で特許を申請することもできるようになりました。

そんな夫は、ひょんなことから藍に注目するようになりました。二〇〇〇年三月、夫は突然ニュージーランドに出張することになりました。当時の弘前大学は国際交流の一環で海外の大学との提携を積極的にすすめており、ニュージーランドの大学との連携を夫がお手伝いすることになったからです。共に現地に向かったメンバーの中に、当時弘前大学農学部事務長だった船澤睦郎さんがおりました。船澤さんは、かねて藍染の魅力に関心を持ち、当時の弘前大学農学部藤崎農場で藍草の栽培をしておられた方です。その楽しさをニュージーランドへの往復道中ずっと聴いた夫は、文字通り頭の中が藍色になって帰ってきました。

夫は帰国後すぐに、藍の魅力をいろいろと調べ始めました。もともと天然物有機化学専攻なので、自然界にある植物のもつ力には関心を持っていたのだと思います。藍は世界各地で古くから利用された植物で、薬理効果についても、さまざまに民間で伝えられていいます。ただし、染色のイメージが強いためか、その効能がほとんど科学的に検証されてはいないところに、彼は注目しました。

言い伝えを言い伝えに終わらせず、「民間の知恵を化学の俎上に載せる」。こんな気持ちで始めた藍の研究は、幸い二〇〇一年に当時の弘前大学長の吉田豊先生によって平成一三年度弘前大学学長裁量経費に採択され、ここから津軽における藍の研究は本格的にスタートしました。

夫が藍に惹かれた理由

先に述べたように、藍はさまざまな効能と可能性を持つ魅力的な植物です。そのなかでも、肌に良いという民間伝承に夫は心を惹かれました。藍の研究に取り組む様になって間も無く、宮城県栗原郡で正藍冷染をしている千葉まつ江さんをお訪ねしたことがあります。「本当に手の肌がきれいだった」と帰ってきてからその感動を私に教えてくれていました。藍染が肌に良いことは間違いない。では藍に含まれる何がどの様に効果を持つのか、この点を追求する様になりました。

先行研究を詳細に調べ、実験を繰り返す中で、藍に含まれる物質の中でも特に「トリプタンスリン」に注目する様になりました。トリプタンスリンは、肌荒れの原因となる「マラセチアフルフル菌」を寄せ付けない力を持っています。それを確かめた段階で、当時の弘前大学学長である遠藤正彦先生のご協力を得て、弘前大学大学院医学研究科皮膚科学教室の花田勝美先生、東京病体研究所の福井徹先生と共に、夫は特許を申請しました。このマラセチアフルフル菌は、アトピー性皮膚炎の原因の一つでもあります。なぜトリプタンスリンの持つ抗菌効果を測る指標として、マラセチアフルフル菌に注目したのかという理由はただ一つ。娘がアトピー体質で、いつも痒みに悩まされていたからです。「この研究がアトピーに悩む方々の力になることができれば」という思いでした。

特許出願に際して、花田先生は弘前大学医学部の倫理審査委員会の承認を得た上で、実際の皮膚にまつわるトラブルにこの物質がどのくらいの効果を保つのか、臨床試験をしてくださいました。学生さんたちや私もこの検証に参加しました。まだ弘前大学医学部附属病院が古い建物であった時代、夜に北原研の学生さんと一緒に皮膚科教室をお尋ねしたときのことを懐かしく思い出します。「表に出ない、たくさんの方々の協力があって、一つひとつ、科学も進歩していくのだな」とその時に思ったからです。こうした経緯を経て、夫の研究により「藍は肌に良い」という言い伝えは、化学的にも医学的にも立証される所まで来ていました。文字通り、これからという段階になっていました。

大学と企業の共同開発提携

先にも書きましたが、夫が倒れた当時は大学の研究成果を社会に還元するという、産学連携が推進される時代になっていました。弘前大学はスイスに本社があるサンスター株式会社と二〇〇七年七月一九日に研究推進に関する協定を締結し、二〇〇八年四月からは大学が所有する知財をもとに共同開発が始まる予定でした。その中に夫が教育学部で続けていた藍に関連する特許も入っており、当初の予定では、この研究が実用化に最も近いはずだったのですが、その直前に夫が倒れてしまったので、関係者の皆さまには、本当にご迷惑をおかけしてしまいました。

まだ夫が入院中だった二〇〇八年六月半ばに、私は弘前大学の研究担当理事の加藤陽治先生から連絡を受け、理事室に向かいました。そこで企業の方や理事の先生、研究担当の事務部長さんとお会いして、大学として夫の研究をどのように展開していきたいのかについての説明を受けると共に、企業と進める共同研究に関して、夫が元気になるまでのサポートを私がすることになりました。私は研究分野は異なりますが、これまでの経緯も知っており、実質的に夫の共同研究者でもあったので、ここで夫の研究を進めてくださることへの感謝と、もちろんできるだけのことをしたいとお伝えしました。

大きな大学や、あるいは理学部や工学部など、講座制を採る専門の学部であれば、仮に教授が倒れても准教授以下の体制で研究を動かすことも可能です。しかし夫の場合は、本当に一人で大学内や国内を走り回って、毎年の研究室に所属する学生さんたちと共に実験しながら積み重ねてきたものでした。本来であればこれ以上は無理であったと思います。たまたま大学の産学連携がスタートする時期だったこと、それまで医学部をはじめとした学内他学部の先生方と共同研究実績があったこと、また相手の企業の研究者の方たちのご協力があったことにより、実用化に向かうことになりました。本当に奇跡のような巡り合わせでしたが、自分が始めた研究が本格化することは、本人にとって大きな支えになったと思います。

退院して間もない頃に開かれた大学と企業との第一回合同会議には出席できませんでしたが、秋からは、大学の研究室に行けるようになりました。こちらからの問いに合わせて「イエス」「ノー」での指示を出せるくらいにはなり、指差しで意思を伝えることはできるようになったものの、明確な言葉を話すことはまだできません。教育学部長の昆正博先生

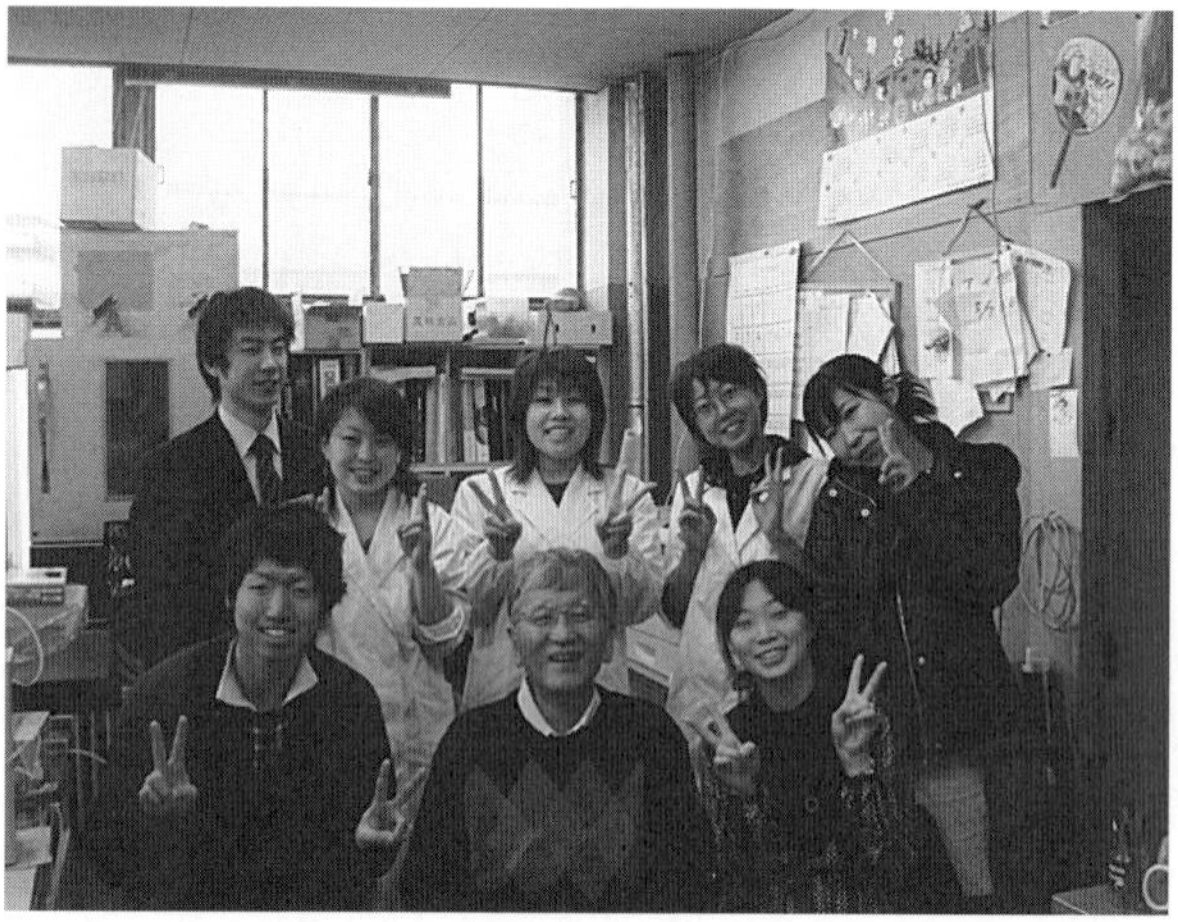

北原研の学生さんたちと

のご配慮と所属する自然科学教室の先生方のご協力で、講義はすべて代講していただき、卒業研究だけを指導することになりました。一二月六日には、大阪から企業の研究者の方々が六名来られて、北原研の四年生がその時進めていた研究内容との共同研究会が開かれ、もちろんそれにも出席しました。この打ち合わせ内容に基づき、二〇〇九年二月九日に開かれた企業と大学の合同会議にも出席しました。また、倒れる直前に訪れた徳島でも藍についての共同研究を話し合っていましたが、三月一七日に徳島県立農林水産総合支援技術支援センターの吉原均さんと村井恒治さんが藍の研究成果をもってきてくださり、夫もその研究会に参加しました。

こうして自分が一人でやってきた研究が多くの方々の手を借りて発展していく様子をみることは、間違いなく本人の心身の回復に大きく影響したと思います。お世話になっている皆様への感謝の気持ちと共に、自宅でも研究資料やファイルを一つひとつ読んで、いろんなことを確認するようになりました。自分を取り戻していく過程であるように見えました。

地元への貢献——山崎直子さんの宇宙船内服開発

こうして発病から一年経過した頃に、研究室に復帰しました。夫は、藍に関心を持つ様になった当初から、学生さんたちと一緒に大学祭で藍に関連したイベントを開催したり、「津軽藍研究会」を立ち上げて研究発表をするなど、社会に向けて活発な活動をしていました。この「津軽藍研究会」にはたくさんの方々がいらしてくださいましたが、中に地元の「あおもり藍産業」さんを立ち上げていた吉田久幸さんがおられました。あおもり藍産業さんは非常に意欲的で、吉田さんは津軽に藍の花畑をひろげたいという夢をお持ちにな

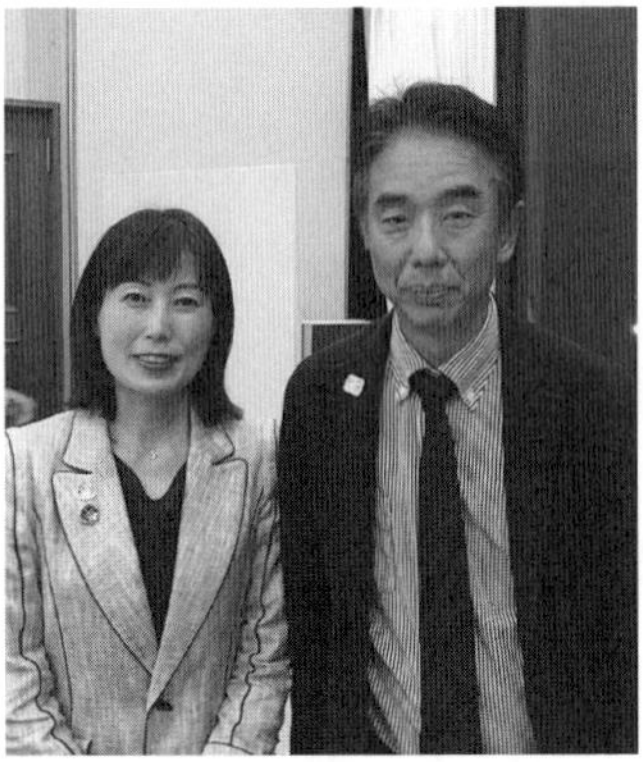
山崎直子さんと伊藤哲朗さん

ったそうです。大学と企業との共同研究として夫の研究が展開することになったので、並行する形で地元の藍産業さんとも研究室単位での共同研究を再開することになりました。

この藍産業さんにも夫の大病でたいへんご迷惑をおかけしてしまいましたが、ただ一つ貢献できたのは、山崎直子さんが宇宙に飛び立つ際にＪＡＸＡが行った、船内服公募の件です。あおもり藍産業さんを立ち上げた吉田さんは、当時東京都の両国にある丸和繊維工業株式会社青森工場の工場長さんでもありました。吉田さんたちの藍への試みに、親会社丸和繊維工業の常務（当時）である伊藤哲朗さんが深い理解を示し、ＪＡＸＡへの公募の件を提案したそうです。藍染の抗菌性データを付けるのは、単なる染め物以上の価値を付与することになりました。

この公募申請書は伊藤さんのアイデア満載でした。藍の持つ抗菌性と、「動体裁断」という二つの要素を組み合わせたポロシャツの提案が中心です。「動体裁断」とは体の筋肉の動きをすべて把握した上で、動きやすいように仕立てていくやりかたで、伊藤さんが深い信頼を寄せる中澤愈《すすむ》先生が開発したものでした。私は産業分野に関して全くの素人ですが、伊藤さんの発案は見事だったと思います。ポロシャツを仕立てるのに「藍の抗菌性」と「動体裁断」を前面に出したのに加えて、その背景として藍に取り組む地場産業の活性化や、青森県という地名と宇宙のブルーを連想させる要素を組み合わせるなど、考え抜かれたものでした。伊藤さんは締切ギリギリまで推敲を重ねて、茨城県つくば市にある宇宙技術開発機構まで申請書を直接持ち込んだそうです。隅々まで配慮が行き届いたこの提案は全国から応募があった厳しい競争を見事に突破して、山崎直子さんはあおもり藍産業さんの仕立てたポロシャツを船内で着用してくれました。

青森の藍と宇宙の繋がりを連想させるこの取り組みは、ニュースに取り上げられるなど地元の青森県では話題になりました。この申請書に記載された抗菌性データは、北原研で、天然藍染液と藍産業さんの藍染液とを比較した時に提出したものでした。その実験をした当時の学生さんは、今、青森市内の中学校で教員をされています。彼だけではなく、彼の先輩から後輩へと継続した卒業研究が、結果として地域に貢献できたわけです。もちろん、この件はなんといっても、当時丸和繊維産業におられた伊藤さんのアイデアであり、藍産業さんが藍染に取り組んでいたから実現したわけですが、その背景に、教育学部出身で、中学校の教員になった学生さんたちが貢献していたことを、ここで書いておきたいと思います。

訪れた多くの幸せ

弘前大学と企業との間で締結された協定に沿って、藍のプロジェクトは二〇〇九年から本格化しました。さまざまな先生たちの力を借りながら、学生さんたちも藍の栽培や実験に取り組みました。夫も藍の畑に足を運び、その成長具合を見て刈り入れを指示したり、あるいは実験室で不自由な体ながら実験器具を出したり、学生に指示をしたりなど、彼なりにできることをがんばっていました。そしてここから先は、文字通り企業の力で実用化に向かいました。自分が病になってから進みだしたことによって、本来プロジェクトリーダーになる立場にあった夫は、いろいろな思いもあったと思います。しかし企業の研究者や弘前大学の先生方は、あくまで夫の立場を立てながら進めてくださいました。誰が何を発案したのか。これは研究の世界ではもっとも重要なプライオリティですが、当時企業側の研究を統括されていた山本和司さんをはじめとして、皆さんがそこを大切にしてくださったことは、いまでもたいへん感謝しております。

企業で慎重に効能を検証しつつ、弘前大学医学部と協働しつつ、藍のエキスができてきたのは、二〇一二年一〇月のことです。ただこの時点で、製品を開発した企業の方針により、アトピー性皮膚炎ということではなく、大人ニキビへの効果を主とするものとなりました。こうして二〇一三年四月、藍の効能を取り入れた化粧品 Qiana（キアナ）として、ローション、石鹸、クリームの三点が世に出ました。

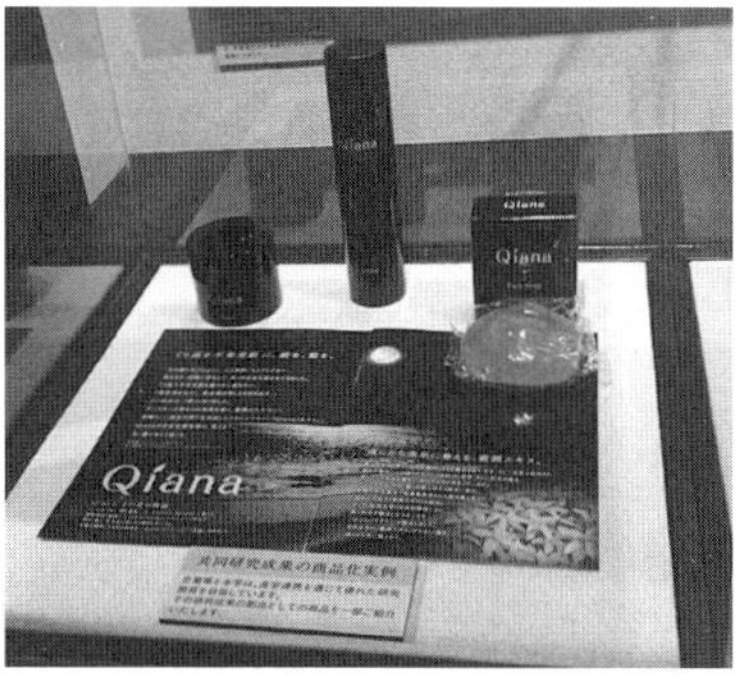

弘前大学資料館に展示された製品写真

私にとっては、夫の研究がきっかけとなって実用化に向かうこの一連のプロセスを見ていたわけですが、化粧品とはいえ、人体に直接作用する製品を作り上げる過程は極めて慎重に行われることや、どのように販売を広げていくのかというプロセスを知る機会になり、貴重な経験となりました。また、薬事法との関連もありますが、製品化の過程で厳しい検証を伴うのに加え、安易に効能をうたわないことも印象に残りました。それだけ安全を求められる世界なのだと思います。

この製品は企業の方針ですでに販売を停止していますが、藍の持つ力を適切に生かすと実際に効能があると確認できたのは確かだと思います。それは夫自身が、冬に乾燥で肌があれて痒みが出たときに、キアナのクリームを塗ったところ、数日で完治したことで実感しました。赤い発疹がみるみるなくなっていくのを見て、すっかり私は感心してしまいました。「ハルオくん、これって、自分の研究で自分の肌治したってことだよね。自助努力だね！」。

キアナという製品は通信販売でしたが、じきにアットコスメという口コミサイトに感想が出てくるようになりました。口コミを寄せてくださる方々のコメントの一つひとつが心に響きました。こうして喜んでくれる方がいるということ。決して恵まれているとはいえない環境の中で、どこまでも諦めずに研究を進めようとした夫の姿勢が、少し報われた気持ちになりました。途中で大病になってしまったとはいえ、多くの方々に支えられ、夢を共有し、そして製品化を実現した幸せ。それを使ってくださった方々が、さまざまな感想をくださる幸せ。なかでもその製品が肌にあって、とても喜んでくださっている幸せ。藍には幸せの青い鳥が入っているのかなと。

ここまでくる一連の流れが、なんとかして前を向こうとする本人の生き抜く意欲につながったということは間違いないと思います。きわめて稀な、恵まれたケースとは思いますが、大病からの回復とそれまでの人生には、切っても切れない関係があることをあらためて思うようになりました。

第五章　在宅での生活

基本方針

二〇〇八年三月に発病してから五ヶ月後にリハビリ病院を退院し、自宅での「在宅介護」が始まりました。「あぁ、これで何回も病院に行かなくても済む」と思うと、本当にホッとしました。何より、お互いの好みに配慮した食事を一緒に摂れることのありがたさを噛み締めました。リハビリ病院で特訓していただいたおかげで、自宅に帰る頃には着替えも自分でできるようになっていましたし、顔を洗ったり、歯を磨いたりという生活動作もこなせるようになりました。日常生活はできるだけ以前の生活に戻すことを目標としました。食事も大学に行く生活も、できるだけ以前と同様に。その中で、自分にできることは自分でするという方針です。夢は大きく、目標は小刻みに。

食事も以前と同じようなものを食べるようになりました。ただ、意図的に増やしたのは、素麺やお蕎麦など、タレをつけて食べる種類の食事です。口に入れる前に一手間必要だからです。同じ発想で、お刺身やお寿司、餃子なども取り入れるようになりました。もちろん、私が最初から素麺に麺つゆをかけたり、お刺身にお醤油をつけてあげるようなことなど、一切しません。

ですから最初の頃、夫は食事が出てくると、いつものように喜んで、ついそのまま口に入れてしまい、味が違うので「⁇」となっていました。その姿がかわいいので、慌てている夫の顔を見ている私の方が吹き出してしまいます。あわわ、と口から出して、麺つゆに入れなおして食べている姿は、これは本人にはとても申し訳ないとは思いますが、見ていて微笑ましいものでした。健康管理から見ると、塩分の取りすぎはこわいので、お醤油をつけすぎないような配慮は必要です。だからいつも気をつけて側で食べる様子を見守っていました。日々の食事の中でも考える時間をできるだけ作るというのは、今でも継続しています。本人の名誉のために書いておきますが、今は迷わずに手順を踏んでタレやお醤油をつけて食べられるようになりました。

また、昔から食後には珈琲を飲んでいましたが、これもお湯を沸かしてワンカップサイズのレギュラー珈琲をカップにセットし、自分で珈琲を入れる練習をしました。こうして一種の訓練のような動作を繰り返した結果、一年ほど経過した頃には、私が何もしなくても自分でキッチンに立ってポットでお湯を沸かし、コーヒーをセットして自由に飲むようになりました。積み重ねの成果ということもありますが、「食べたい」「飲みたい」という意欲がとても大きかったように思います。

「お湯を沸かして何かに入れる」という一連の動作は、さまざまな可能性につながりました。最初は珈琲だけでしたが、そのうち、カップスープ、それからカップラーメンも作ることができるようになっていきました。塩分は気になるものの、私がそばにいなくても、食べたいと思う時に食べたいと思うものを作れると、自由度は増していきます。こうして、私が朝に起きてくると、先に夫がリビングで自席に座り、スープを飲みながらテレビを見ているということもできるようになりました。

寝室はもともと二階にあったので、退院当初は一階のリビングに隣接した部屋に置いてあったソファーベッドを使って、夫は寝ていました。しかしもう冬に差し掛かろうとした時のこと、ちょっとしたイベントがありました。私が二階の寝室で片付け物をしていたら、娘の驚く大声が聞こえたので、何事かと思ってドアを開けて廊下の方を見たら、夫と目が合いました。階段の最上段に立ち、ニコニコとこちらを見ているので、最初は何が起こったのかわかりませんでした。つまり、一人で階段を登ってきたということです。

一階のフロアは以前から自由に動いていましたが、「階段は危ないかもしれない」という気持ちも当時の私にはあり、「無理をして転んだら危ない」とおもっていました。しかし気づいたら一人で上ってきてしまったのです。嬉しい驚きでした。

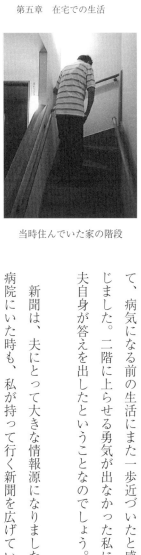

もともと慎重なタイプだし、怖がりでもあるので、「階段を上っても大丈夫そうだ」という時を自分で判断したのだろうと思います。これがきっかけで、二階の寝室も使うようになり、二階にあった自室にも自由に出入りするようになりました。幸い、その時の家は二階の寝室のすぐそばにもトイレがあったので、夜に一人でトイレに行けるという点でも、むしろ一階よりも便利でした。ベッドは以前から使っているものをそのまま使い、自室には自分が集めたたくさんのＣＤや本が置いてあります。それを楽しむようになったのを見て、病気になる前の生活にまた一歩近づいたと感じました。二階に上らせる勇気が出なかった私に、夫自身が答えを出したということなのでしょう。

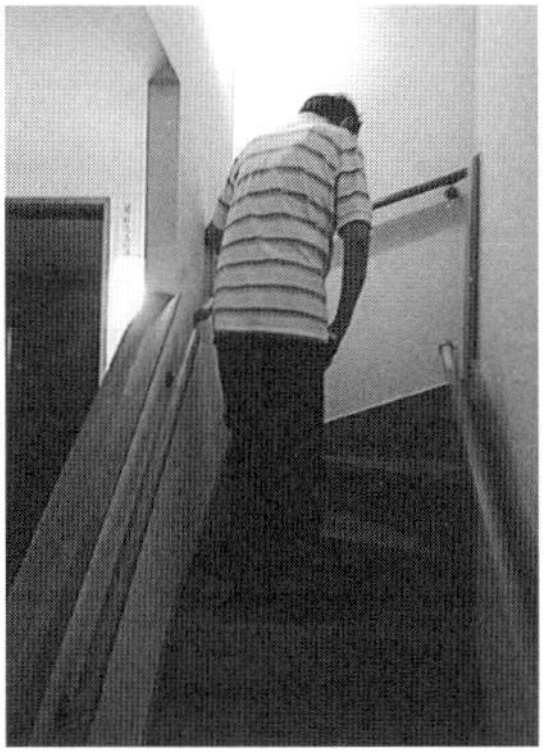
当時住んでいた家の階段

新聞は、夫にとって大きな情報源になりました。

病院にいた時も、私が持って行く新聞を広げていましたが、自宅に戻ってからは、たんねんに読むようになりました。そのうち、テレビ番組欄のなかで、自分が見たいものにボールペンで印をつけたりするようになり、やがてリモコンを使って録画したりすることもできるようになっていきました。私が教えたわけではないので、いろんなものにふれているうちに、かつての生活を徐々に取り戻していったのだろうと思います。

ひたすら歩くこと

自宅に戻ってきてからは、事実上全てがリハビリでしたが、特に歩くことには夫自身がとても力を入れていました。退院したあとも病院ではリハビリを継続してくださったので、卒業生が母校に通うが如く、慣れ親しんだ病院の周りを歩きました。

朝起きると、まずは車で病院の駐車場まで行き、黙々と歩きます。朝七時前の早い時間なので、まだ通院の患者さんもきておらず、駐車場は閑散としていますが、時々、わたしたちを見かけたお馴染みの守衛さんが声をかけてくださったりしていました。

一周四〇〇メートルを三回、四回と歩き続けて、自宅に戻ります。朝食の後、大学に行ったり、外に出かけたりしながら、夕方にまた病院の周りを歩きます。「何を考えながら歩いているのだろう」と時々思いながらも、私もそばに付切で歩きました。退院してから数年間は、患者さんがいない頃合いを見計らって、よく病院の周りを歩かせてもらっていたことをありがたく思います。

二〇〇九年には、病院だけではなく、弘前城内を歩き始めました。弘前城内はとても広く、しかも相当のアップダウンがあります。朝六時頃、弘前市役所の駐車場に車を停めて、そこから追手門を通って歩く時間。私は内心ドキドキです。途中で何かあったらどうしようかと。最初の頃は途中で戻ってきたりしましたが、徐々に歩みを伸ばしていけるようになりました。次第に、本人が自分自身で体調を鑑みながらコースを選んで歩くようになりました。

一度、急な坂で体のバランスを崩して転んでしまったことがあります。近くにいた方が駆けつけて、体を起こしてくださいました。お礼を申し上げている間に、夫はそのまま、また歩き続けました。こんな出来事を思い起こすと、私たちの場合、「転ぶのが怖いから歩かない」という考え方とは真逆だったとは思います。当然のことながらリスクを伴うわけで、もしも転んだ時に、私一人で立ち上がらせることができるのであれば、問題はないことでしょう。しかしそれができない時にどうするか。「誰かに手伝ってもらうことをあてにするようではいけない」と私自身は思うところがありました。しかしそれでも夫は毎日のように「歩きたい」と言い、私も黙って付き合いました。二本足で歩けることが、こんなにありがたいと思う日が来るとは、病になる前は考えもしませんでした。

弘前公園の四季を味わう

弘前公園は春の桜で有名ですが、四季を通じて美しい公園です。雪が溶けるのを待って、四月の初めからまた歩くリハビリを始めました。あまり知られていませんが、弘前公園は梅もとてもきれいに咲きます。最初は梅を眺めながら歩き、次に桜を堪能し、新緑の中を歩き、緑深まる時期には暑さを避けながら歩き、そして徐々に木々が色づく、紅葉深まる美しい時期を歩き通して、最後はうっすらと白く積もった雪の上に赤い紅葉が映える時までの八ケ月間、雨天以外は休むことなく歩き続けました。二人用傘という便利なものがあることを知り、少しくらいの雨であれば、それをさして歩きました。特別なリハビリ器具を買うような余裕があるわけでもない私たちには、歩き続けることしかできなかったからです。

こうして歩く中で、次第に顔見知りの方たちが増えてきました。毎朝元気に公園を歩いておられる方々と、ちょっとした会話ができるようになるのは、とても励みになりました。中に、夫のようにリハビリとして歩く方もいらっしゃいます。あるいは、明らかに不自由な体で頑張って歩く夫に、「おはよう！　がんばるね！　えらいね！」と声をかけてくださったり。切なそうな眼差しで励ましてくださる方も。今こうして思い起こしてもたくさんの風景が走馬灯のように浮かびます。その中から、印象的な出来事をいくつか紹介します。

一つ目は、ある日曜日の朝のこと。いつもより少し遅く弘前公園に行きました。私の勤務先の上司である三田禮造先生にばったりお会いしました。三田先生は毎週日曜日の朝に公園を歩いておられたそうです。もともとは脳外科の医師である三田先生は、夫の発病の時もいろいろな相談に乗ってくださいました。相当深刻な病状であることを心にかけてくださっていたのですが、それから一年ほど過ぎて、弘前公園をスタスタと歩いていく姿を見た時、「ほぉ〜〜、すごいなぁ」。夫はいつも余裕がないので、ひたすら歩いて行ってしまいましたが、三田先生は立ち止まって、歩いていく夫の後ろ姿を感嘆の声と共にみていました。発病して一ヶ月後に頭蓋骨の復元手術をしたとき、「骨を戻せただけでもたいしたもんだよ」と励ましてくださり、それから間も無く、「僕は先生の旦那さんは相当の重症だと思ったんだけどなぁ。脳外科のメンバーがみんな信じられないって言ってたよ」とおっしゃってました。それから一年後のことでした。なんだか、頑張った甲斐があるなと、嬉しく思いました。

二つ目は、弘前公園の木々がさまざまに彩られた秋祭りの最中。晴れ渡った気持ちの良い午後に、たくさんの方々と行き交いながら、夫はせっせと歩いていました。弘前城二の丸の門近くの橋のところで、懐かしいお顔に会いました。弘前大学医学部附属病院入院中に担当してくださった先生のお一人です。大学病院に入院中に、リハビリを開始する時の相談に乗っていただいた時のことを思い起こしました。

「ご家族としては、どこまでの回復を希望しますか?」。問われた私はつい、「元通りです！」と言いそうになりましたが、どうもそれは常識的ではないらしい空気を察したので、「せめて歩ければと思います」とお答えしました。「それは、杖をついてということですね」。この時また、「元通りになりたいから杖なしで！」と言いそうになりましたが、「はい」と答えました。

その時、先生は考え込んでおられました。「そうですよね。でも、それは、リハビリを受ける時に、『ここにこうして力を入れてください』という指示を理解した上で、さらに体を自分で動かすことが必要なんですよ。言葉も理解できないだろうから、難しいかもしれないですね……」。「そうなんですか……」と答えた私と二人で、病室ですこし沈んだ時間を過ごしました。


こうした経緯があったので、弘前公園の紅葉の中、一本杖をついて背筋伸ばしてスタスタとあるいていく夫の姿は、本当に予想もしていなかった嬉しい出来事だったようです。というより、先生は夫の顔を見ても気が付かず、私がお声がけしたら初めて私に気がつきました。私のことは覚えていてくださったようです。「ご無沙汰しております。その節はお世話になりました」と語りかけた私に「ご主人は、お元気にしていますか？」と先生が尋ねてくださったので、私は、もうさっさと歩いて行ってしまった夫の姿を指差しました。その時のあの驚いた顔、とても印象深く思い起こします。

「ええーーー！　すばらしい、すばらしいわ！」。

これもすべて、大学病院の先生方が命を救ってくださったからなんですよね。医学の進歩がなければ、夫は間違いなく命を落としていました。せっかく繋いでいただいた命、大切にしようと思えた一コマです。

学生たちと歩くと早足に

その頃、先に述べた弘前大学と企業との共同連携による実験があったので、夫は私の付き添いで大学に行っていました。研究室で朝の弘前公園散歩のことを話したら、「一緒に歩く！」と言ってくれた学生さんたちがいました。「ほんとに？　朝早いよ？」と伝えたのですが、「大丈夫！　自転車で行きます!!」ということで、彼女たちは本当に弘前公園追手門のところで、朝早く待っていてくれました。いつもは私と二人で歩く夫も、とても喜んで、私たちは四人で歩き始めました。

学生さんたちは、若いのでとても元気です。最初の方こそ、少しゆっくり歩いてましたが、そのうちペースが徐々に速くなります。スタスタスタスタスタスタスタスタ。いつもはモタモタしてる夫も、学生さんたちがそばで歩くと、やはり意気込みが全くが違いまし

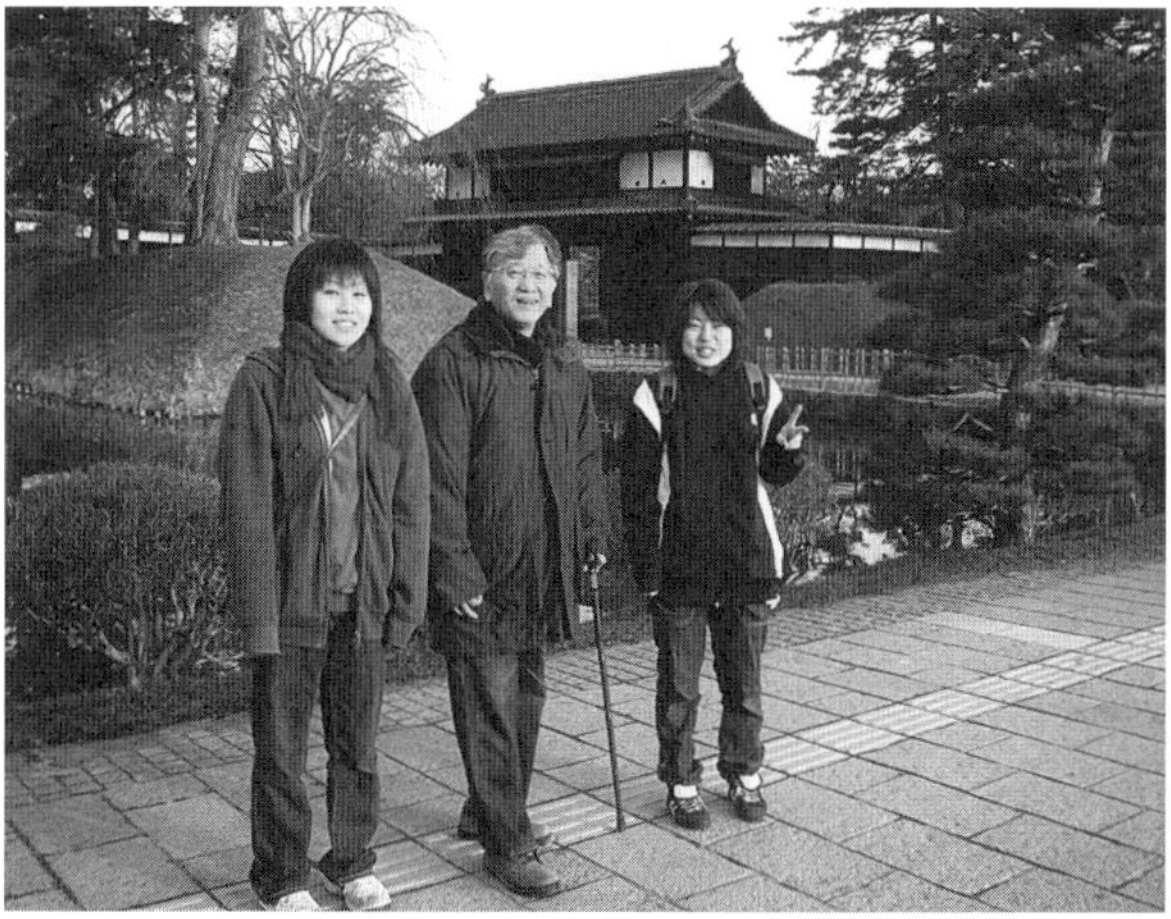

弘前公園で，学生さんと

た。一生懸命ついて行こうとするので、夫のペースも自然に速くなりました。曲線になっている下乗橋をわたり、天守閣に向かう急な坂も、いつもより早く歩きます。

まだ朝焼けが残る清涼な空気の中、本丸から岩木山を眺める場所へと元気に向かう学生さん二人のあとを、一生懸命ついて歩いていく夫の写真が残っています。それを見るたびに、付き合ってくれた学生さんたちへの感謝と共に、「きっと必死だったんだろうな」と、その時の夫の心中を思って、「ふふっ」と笑ってしまいます。

かつて太宰治が小説『津軽』の中で、

「津軽人の魂の拠り所」と表現した弘前城を、本丸を通る「通年券」も利用しながら、私たちは存分に活用しました。弘前城内はさまざまなルートがあるので、その都度歩くところを変えていましたが、夫の頭の中には場内の地図が入っていたらしく、自分で歩きたいところを歩いていました。自宅から公園までは五キロほどあるので、近くの弘前市役所の駐車場を使っていました。その当時は今とは違って有人の料金場だったのですが、桜祭りの時だけは、有料の時間が長くなることをこの時に知りました。通常は人も車もいない朝の六時台の無料時間に利用していましたが、桜祭りになると、朝五時から有料になるのです。弘前では一年を通して一番の観光シーズンなので、当たり前ではあるのですが、この料金を前にして、ちょっと私も考えました。「高いな」と。

お金を払えばいいだけのことなのですが、そこは生来の節約根性がでてきて、どうしても無料時間に車を入れたいと。そうなると、朝五時前に駐車場に入らなければならなくなるので、朝四時起きになります。そうまでして駐車料金をケチる必要があったかどうかというのは、今思えば情けない話ですが、ともかく私は朝四時過ぎに夫を叩き起こして公園に向かうようになりました。四月半ばの朝四時半というと、まだ寒いし暗い時間帯です。

夫に黒いフード付きのコートを着せ、防寒対策でフードを被ったまま、弘前公園を歩き始めます。弘前公園の桜は非常に有名で、全国からたくさんの観光客がやってくる観光名所です。観光客だけではなく、地元の方々にとっても「観桜会」は一大行事です。日中だとたいへんな人出になり、酒盛りもあちこちで行われ、夜中まで賑わうのですが、朝四時過ぎだとさすがに人もいなくて城内は静まり返っています。

誰もいない薄暗い弘前公園の桜の下を、黙々と歩く黒いフードを被った男。不審者みたいな夫の姿がおもしろかったので、私はカメラを持ってついて歩きました。おかげで、桜の時期の弘前城内の写真をたくさん撮ることができました。朝早く入城して暗い中を歩いていると、やがて東の方が白々としてきて朝焼けが始まり、太陽がでてきます。桜の中から昇る太陽の美しさ。津軽に住むものの醍醐味の一つでもあり、実に贅沢な時間となりました。

歩く場所の確保がたいへん

贅沢なことですが、発病後二～三年くらいは、弘前城内が主たるリハビリの場でした。

その間に、どれだけ力を入れて公園整備がなされているのかをしっかり理解しました。よく知られている通り、弘前城はもともと弘前藩主津軽家の居城です。廃藩置県の後は軍隊が使用していた弘前城に桜が植えられたのは一八八〇（明治一三）年のことで、また城内には日本で最も古いとされるソメイヨシノも植えられています。弘前城内の桜は、今でも見事に咲き誇りますし、その背景に桜の木を専門に扱う樹木医さんたちの存在や、あるいはリンゴの剪定作業の技術を応用して桜の若返りを図っているということは、弘前市の広報誌にも掲載されています。

しかし弘前城の景観を保つのはそれだけではないなと私は感じるようになりました。桜の木に栄養を与えるための大掛かりな作業に加えて、どんな暑い夏の日でも、コツコツと草を刈ったり、お花の手入れをしている方々の存在に気がついたからです。たぶん、広報誌に載らないこうした地味な活動が、この公園の美しさを支えているんだなと思いました。この作業はもちろん対価が支払われるべきですし、お金がかかるのは当然のことだなぁと。

弘前城は犬の散歩が禁じられていますし、桜の最盛期には入場料をとります。これらについては、いろいろな意見もありますが、公園の美しさは放置してできるわけではなく、それを支える方々のためには必要なことだったのだと、夫と共に歩く中でしみじみと実感しました。

さて、話を歩くことに戻します。最初は弘前公園を歩いていましたが、徐々に加齢がすすみ、前期高齢者になる頃には弘前公園を長時間歩くことに自信がなくなってきました。また、一番大きかったのは、どんなにがんばろうとしても、冬の四ヶ月ほどはまったく外を歩けないという、地域特有の事情です。一年の半分近いブランク期間は大きく、雪が溶けた春に以前のように歩けるだろうかと、いつも不安でした。歩くリハビリは自分たちでできる唯一の自助努力でしたが、こうした気候的な不利を解決できるような場所があればなぁと、何度も考えたものです。

二〇一二年の春、その時の天気もあったかもしれませんが、少し自信も無くなってきたので、あまり無理をしてもしょうがないと考えて、弘前市の運動公園を利用するようになりました。ここも野球場があったりサッカー場があるほか、大きな武道館もおかれています。弘前公園に比べると歩行する距離が比較的短いことと、駐車場がすぐそばにあるので利用のハードルが低かったことも理由です。運動公園の野球場の周りをあるいたり、サッカー場の周りを歩いたり。サッカー場の方は高低差があるので、そこそこ脚を鍛えることにもなります。

運動公園を利用するようになり、私は武道館の大きな屋根の下に目をつけました。弘前市武道館の入口には大きな屋根があります。「ここだったら雨の日でも歩ける!!」。私は大発見をした気になったので、それ以降の雨の日は、夫とともに武道館の屋根の下を歩くようになりました。どんな大雨でもここだったら大丈夫。こんな雨の日なのにリハビリさせる私はオニだなとは思いましたが、とても便利な場所でした。距離は短いけど多少の傾斜があり、坂道を下がって上がるのと同じ効果あります。とにかく、どんな工夫をしてでも歩こうと。それだけが自分たちだけでできるリハビリの方法だったからです。

介護保険のこと

ここまで読んでくださった皆さまは、介護保険のことが出てこなかったと思われるかもしれません。私が介護保険認定を申請したのは、二〇一五年九月のことでしたから、発症してからすでに七年が経過していました。これは考え方がいろいろあると思いますが、介護保険制度を否定していたわけではありません。夫の性格や心境と、人の手を借りることとのバランスを考えた結果のことでした。大学病院に入院していた頃はそうした話はでなかったと思います。リハビリ病院に転院する前提だったからでしょう。

リハビリ病院に転院した時は、社会福祉士さんもおられて、さまざまな制度についての説明もありましたが、その時の夫の顔色を見ていて、私はとうぶんこれはやめておこうと思いました。表明するかどうかは別として、夫には明らかに意志がありました。彼の場合は、人の手を借りるということが、プラスになるのかマイナスになるのかというあたりが、なんとも微妙だったからです。

幸い、最初から手すりがついている家を借りていて改修が不要でしたし、室内も特に人の手を借りなくても、過ごせるようになっていたので、実に恵まれていたと私自身も思います。ただ、自分で一生懸命歩いてリハビリをし、不器用に左手で食事をとり、時々失敗したとしても、自分でトイレに行くという日常動作を頑張った背景に、人の手を借りなくても済むようにという意識と自我が強烈にあったのだろうと私は見ています。

脳の画像では左脳があまりに損傷しているので、意識なしという判断だったのかもしれません。実際リハビリ病院ではそのように言われたことも何度かありました。しかし私は、画像の背景にそれまでの本人が築いた人生があると実感するようになりました。大学病院にいる頃からすでに当初の診断と本人の様子にはズレが出てきましたし、なにより私は、家族であればこそ、何が本人自身の意志による行動で、何が病で変わった部分なのかを判断できると自分で思っていました。

夫の場合は、先に述べた理由で倒れた後から始まった共同研究により、大学にも行きましたし、大学で開かれる企業との合同研究の打ち合わせには必ず出席していました。時には、企業の方が自宅や研究室にみえて、説明を受けることもありましたので、外的な刺激という意味では、十分なものを受けうる環境にありました。自分でも自宅にいる時には、その研究関係のファイルを一生懸命読んでいましたし、時には不自由な体で学生に指示を出しました。たしかに病前と同じような状態に戻ったわけではないかもしれませんが、そうした、自分がかつて築いた世界に戻ろうとする意欲と可能性、脳の可塑性みたいなもの、ここをできるだけ阻害したくはなく、「どんなことを言われても、私は夫の防波堤になろう」と思いました。

もっと早い時期から制度の利点を利用していれば、あるいは違った展開になったのかもしれませんし、側から見たら、奥さんが一人でキリキリと頑張ってるようにしかみえなかったかもしれません。一人でできることには限界があるだろうにと心配してくださった方もたくさんいらっしゃいました。ありがたいことです。ですが、何よりも大事なのは病となった本人の回復。それは体の機能的な回復よりも、心の方が重要であるように思います。心が折れることで体にも影響が出ることは、なんども経験しました。まずは心を支えることで体はその次。一六年の介護生活で端的に感じたことです。

なお、発症から七年を経過したときに、初めて介護認定を受け、それから施設も利用するようになりました。本人も納得している中ですすみましたので、全てがスムースでした。いまではとても楽しそうにいろいろなサービスを利用しています。批判を受けるかもしれませんが、考え方の一つだと思うので、記しておきたいと思います。

コミュニケーションをどうとるか

左脳を損傷した夫は、言語では本当に苦労しました。当初は全失語との診断。何も理解できない、話し声は鳥のさえずりのように聞こえるという話でしたが、第二章で書いた通り、執刀医の先生の言葉を明らかに理解している様子を見せて驚かせたり、感謝の言葉を言いかけたり、当初の診断からはなんだか違っていました。ただし、それがそのまま続くかどうかはまた別問題でした。言語療法のやり方は、人それぞれなのかなと思います。

夫の場合は、絵を見て理解しているかどうかを聞かれてもあんまりピンとこなかったようです。もともと果物や野菜の名前にもあまり関心ないので、植物や果物の名前はどうにも覚えられない。弘前に住み始めた頃、二人で近所を散歩していたら畑の端のほうに群生しているアスパラガスを見つけました。「あら、こんなところにたくさんアスパラガスがあるのね」と思いながら眺めていたら、夫が「あ、ナポリタンがある！」と申します。「は？」。私の反応を見て違ったらしいと悟った夫は、「あ、違ったか。スパゲッティだね！」。アスパラガスという正解は結局出てきませんでしたが、彼の連想するところはそんなところだったのでしょう。繰り返しますが、これは病になる前の話です。

こんな調子なので、りんごを「梨だよ」と言って食卓に出したところで、「この梨は酸味があるんだな」くらいで、「本当に梨だろうか？」などという疑問など持たないようなタイプでした。この状況下で、たとえばレモンの絵を出してこれは何かわかるかときいたところで、関心がないと横を向く状態。これだと、たしかに周りから見ると、何も理解していないと言いたくなるだろうなと思います。

リハビリ病院では、退院後も理学療法・作業療法・言語療法のリハビリを継続してくださったので、せっせと通いましたが、言語療法だけはうまくいかず、ある時、療法士さんが「言語」「作業」「理学」の三種類の札を夫の前にだして「どうしますか？」と聞いたら、真っ先に「理学」を手に取り、次に「作業」はしばらく考えながらも手に取り、「言語」はバーンと投げ飛ばすという、誠に失礼なやり方で本人の意思を明確に示したので、これはやめることにしました。私からお願いして、一生懸命やってくださっていたのに、誠に申し訳ないです。

言語に関しては知人から子どもの吃音指導をしていたという方を紹介してもらい、アイウエオの音の出し方から練習しました。週に三回自宅に来てくださり、午前中に、短い時間ですが、五十音の出し方を根気強く丁寧に一緒にやってくださったことで、多少発音はできるようになりました。仮に質問をされても、たまに気に入らないと横を向いて返事をしませんが、でも明らかに意味を理解しているので、万全では無いものの、少なくとも本人の身近なところでは、コミュニケーションは取れるようになりました。

特に、こちらかの質問によって明確な意思を示してくれるようになったのですが、最初の頃は、不思議なことに否定表現ができません。「いいえ」とか「首を横にふる」という動作ができず、「〜なのか?」あるいは「〜ではないのか?」と問うことによって、どちらかに「うん」と答える状態です。その意味では、理解はしていたと思います。家族がこういうことをいうと、否定される言語聴覚士さんもおられましたが、状況を一番詳しく知っているのは本人の次に家族であり、その意味では「たとえ素人であっても家族の意見をそれほど無碍にする必要もないのでは?」と私自身は思っています。

退院してから三ヶ月ほど経過した一一月には、夜に胸の辺りが痛いと言い出し、以前の胸部大動脈解離の件があったので、念のために大学病院に行ったことがあります。私はコミュニケーションが心配で、診察室について行きたかったのですが、脳外科時代に担当してくださった医師のうちのお一人がいらっしゃって、「大丈夫だから」というので、廊下で待っておりました。まもなくに戻ってきた先生が「背中のこの辺りが痛いと本人が言っているので」と話し始め、思わず「え？」となりました。さすがにプロの医療者で、聞き出してくださったんだと思います。まだ表出障害できちんと言葉を話せない状態でしたが、無事にレントゲンを撮り、さほど心配ないという診断もいただいて帰ってきました。

こうして、状況にもよりますが、徐々に必要なコミュニケーションもとれるようになってきました。家族の間ではもちろんそれほど問題はありませんが、病院で診察を受ける時などは、やはり不便が生じることがありました。ただ、案外本人は様子を見ているので、明らかに自分に話しかけていると判断した時は、一生懸命答えようと頑張ります。あまり答えることはできないとしても、たとえば診察の時に、患者は夫なので、目の前にいる夫に話しかけてくださるのは、ありがたいことです。そばで必ず私も聞いているわけで、横から口を出したりしてしまいますが、自分に向かって話しかけてくれる、自分を理解しようとしてくれると本人が感じるかどうかというのは、健常者が考える以上に大切であると私自身はこの病気を通して実感しました。多少、大袈裟な言い方ですが、つまりは、その存在を人として認めているかどうかということにつながる気がするからです。

言葉は少しずつ出てきた

だいぶ進化したとはいえ、言葉の問題はやはり深刻でした。なにしろ、話せないということは存在しないとほぼ同義だと思うことも多々ありました。これについては、当時私が勤務していた秋田看護福祉大学の同僚の先生たちからもたくさんのアドバイスをいただきました。

「先生、何にも無くなったんじゃないんだよ。繋がってないだけなんだよ。言葉を引き出しなさい。毎日とにかく新聞読んでみて。少しずつ、もどってくるから」と励ましてもらったことは生涯忘れられません。この時の同僚の先生ほど、私を支えてくれた方はいらっしゃらないと思います。無謀な期待を持たせるのではなく、今いるところから少し先の目当てを、具体的な方法とともに考えてくれる。たまたま勤務先が看護系学校だったというだけで、日常的にこうしたアドバイスをいただくことができた私は、実に幸せでした。

また、まだリハビリ病院入院中に、病棟師長さんのアドバイスで八甲田や青森の港までドライブしたり、自宅に帰ってお茶を飲んでみたり、あるいは大学の研究室に行ってみたことは、大きな刺激になったようです。言葉が少しずつ出てくるようになりました。おもしろいのは、単語というよりも、スルッと文章が出てきてこちらが驚くこともありました。

大学病院の先生方がおっしゃってたように、「刺激を与える」というのは、こうした認知系の回復にいちばん効果があるのかもしれないと私も思いました。付切で話しかけ、いろんな質問をして、夫自身がやっていた仕事を見せ、問いをかけ、答えを引き出す。こうしたやりとりを、文字通り一日中やっていました。それでも、何かを言おうとして言葉にならない時は、私もイライラしましたし、本人も辛かったと思います。あの時の私は、「なんでこんな苦労をしなければならないんだろう」と世界最大の悲劇の主人公的な心境になっていましたが、今思えば、当たり前のことながら、辛いのは夫の方でした。夫自身は非常に前向きな人間だと思いますが、場合によっては、気に入らないときに横を向いてしまうこともあり、時にはそれによって「理解していない」と断じられることもありました。一度このような病になった人間が回復を目指す上で、いちばん壁を感じたのはこのあたりの関わり方だと思います。

それでも少しずつ言葉は出てきました。退院して二年が経過した二〇一〇年夏頃の記録を見ると、ぽろぽろと短文を言うようになっています。七月のある日のこと、買い物から帰ってきた私を見て「何を買ってきたの?」。またある日は、朝八時過ぎまで眠りこけていた私を起こしにきたので、「何時」と聞いたら「はちじ」。「おぉ、すばらしい!」。私は大喜びです。嬉しかったので、次の日に同じことを聞いたら「はなな」。「八時」と言おうとして言えなかったみたいですが、家族なので意味は通じます。どうにか会話にはなってる状態です。

この頃になると、地図を見て行きたい場所を明示するようになっていました。というより、場所をはっきり言えないので地図で示してもらって意思の疎通を図っていました。ある日は、地図で本屋さんを指差したあとで、時計の文字盤の三時と四時を指差し、「さん、よん、から、ろく」といって六時を指します。

「それはつまり、三時と四時の間から六時まで本屋さんに行くと言うことね」というとにっこり。今当時の記録を見るだけでも、「おはよう」という挨拶から始まって、「クーラーを消してほしい」「ラーメンを食べに行きたい」「新聞を取ってきてほしい」。

「こんな短文程度で回復したと言えるのか？」と思われるかもしれませんが、左脳をほぼ失うほどの重度の心原性脳梗塞による全失語なので言葉を聞いても理解が難しいと言われていました。開頭手術の後は、瞼を開けたり閉めたりしただけで、執刀医の先生たちを驚かせていたわけです。発症後一ヶ月ほどが過ぎた頃に、「あ・り・が（とう）」と言葉を発したときには、それを聞いた先生方は、「なぜだろう？　その部分が残っていたんだろうか？」と不思議がる状態でした。それほど、脳の損傷が大きいので、話せるわけがない、理解できるわけがないというスタートだったと思いますし、地図を見てどこにいきたいとか、メニューを見て食べたいものを選ぶとか、「～してほしい」という短文を話すということなど、予想した医療者はいなかったのだろうと思います。

でも最初どれだけ悲惨であっても、特に脳に関してはどう展開するかわかりません。これが、いわゆる「普通じゃない」と言われるからこそ、この体験を書き残しておこうと思いました。たとえば言語療法でも、これまでそのような回復例を見た経験がなければ、その後のリハビリの方向も見通しようがないですし、目指す高さもかわってくるのではという素人考えです。

では当時の私が何をしていたかと言うと、とにかく同僚の先生のアドバイスの通り、言葉を引き出そうと必死でした。朝から『朝日新聞』の「天声人語」をパラグラフごとに音読し、時間があれば、同じパラグラフを繰り返しました。この時も、内容によっては涙ぐんだり笑ったりという感情がでてくるのはおもしろいとおもいました。内容が競馬に関することで、応援していたオグリキャップの死を扱った文章を読んだ時は、しんみりと涙ぐんでいるので、落ち着くまで待たなければいけませんでした。単なる音の読み上げというより、内容に反応しているので、これも刺激になるのかなぁと思いながら見ていました。

ドライブにもできるだけ行くようにしていましたが、車の中に入った途端に、「シートベルトをする」から始まって、なんとか言葉を話させようとして、最後は疲れてうるさがられて拒否されるまでやっていました。例えば信号で止まった時は「信号で止まった」。右折する時は「右に曲がる」。やや抽象的で、リンゴやコーヒーなどの具体的な名称ではなかったので、もしかしたら効果がなかったかもしれません。ただ夫の場合、現実問題として、リンゴやコーヒーなど、食べ物や飲み物を目の前にすると、言葉の練習なんて気が散ってできませんでした。だから、お互いに暇なドライブ中にいろんな言葉、短文を言わせるようにしていました。効果があるかどうかというより、歩くことも含めて、とにかく自分たちにできることを精一杯やろうとしていた、その思い一筋だったように思います。

療法士さんの魔力

どうしても書いておきたい理学療法士さんがいます。リハビリ病院でお世話になった須藤真史さん。半年近くリハビリ病院で過ごした後、二〇〇八年八月の退院後もリハビリを継続してもらえることになりました。その時に入院中とは担当が変わり、当時理学療法のチーフだった須藤さんが夫に理学療法のリハビリをしてくださることになりました。須藤さんは、夫の顔を見ると、「さ、北原さん、行くべ！」とぐいぐいとリハビリを引っ張ってくださる方でした。じきに夫も須藤さんの顔を見ると、期待に満ちた表情を浮かべるようになりました。須藤さんは実にクールに、夫が今できることの一歩先まで引っ張っていってくださったように見えました。最初の頃、大きな装具を右足につけていましたが、その装具を少し軽いものにできないか、いろいろと相談に乗ってくれて、これまで普段履いていた靴の中にすっぽり入るようなすっきりした装具を紹介してくださったので、それを着用するようになってからは、歩くスピードもこれからの可能性も増えてきたように思います。

その頃、私たちは装具と一点杖を使って病院の周りをぐるぐると歩き回る自主リハビリをしていました。須藤さんもどんどん外に連れ出してくれました。そしてある時、「さ、北原さん、行くべ！」といつもの調

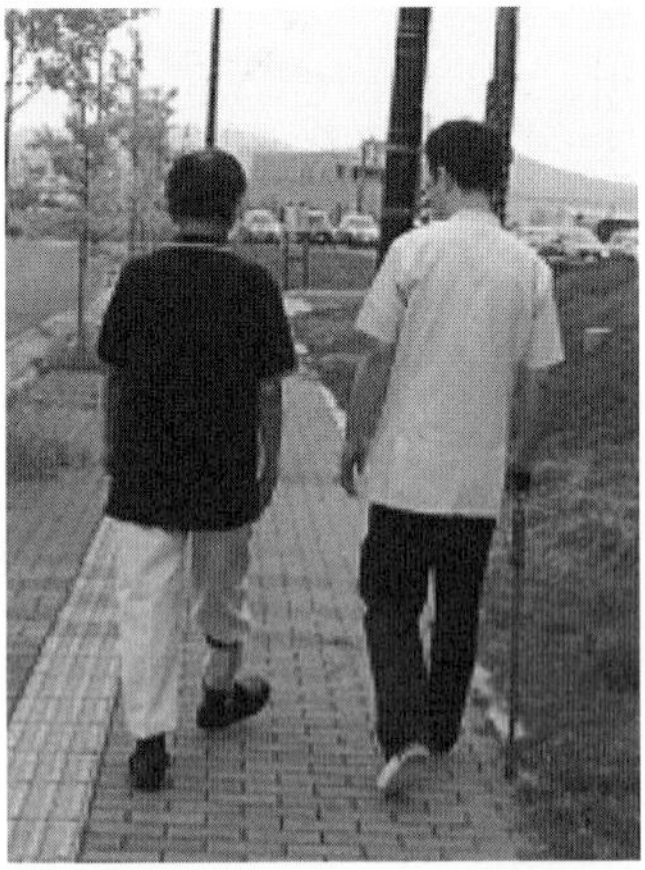

須藤真史さんのリードで初めて
杖も持たずに病院を一周した場面

子で外に出た須藤さんは、主人から杖をさっと取り上げて、どんどん歩かせました。いつものように期待とほんのちょっとの怖さを表情に浮かべながら、夫は言われるままに、杖を持たないで須藤さんと共に歩き始めました。そして見事に病院の周りを一周。七ヶ月前の発病時、杖歩行さえ難しいと言われていた夫は、あっさりと杖なし歩行まで達成することになりました。一周四〇〇メートルのなかには、下り坂も上り坂もあります。一度だけぐらつきかけたのですが、さっと須藤さんが腕を支えたことで、夫は安心したのか、そのまま歩き続けました。

この時の私は、「プロってこういうことなのか」と心底感嘆しました。さすがにこれは私にはできないです。杖を持たずにどこまで歩けるのかという判断は、素人には絶対にできません。家族でやれるだけのことを精一杯やっている中で、こうして家族だけではできないところに引き上げてくださること。喜びというより驚きの思い出として、今でも私の心に深く刻まれています。

二〇一〇年の秋のこと。仕事の面でいろんなことがあり、夫は家の中で転びました。幸いどこも痛むところはなかったのですが、メンタルが急激に低下して、「このままだと車椅子に乗る生活になってしまうかもしれない」と思うような状況になりました。特に、手すりのない階段を怖がるようになりました。その時の主治医であった今田慶行先生に相談したところ、提携する病院で三週間ほどのリハビリ特訓入院をするよう、手配してくださいました。その病院は自宅から私の勤務先までの中間くらいの場所にあったので、秋にはまた私が病院にほとんど居座る生活が始まりました。

歩けなくなることだけは防ぎたかったので、三週間にわたって一生懸命リハビリをしていただきましたが、手すりがついていない階段の段差が怖くて、どうしても上れません。それでも退院間近になって、ようやく一段だけ上って下りるところまで来ました。夫にとってはとても怖かった段差を上ろうとする、その第一歩を踏み出せるようにして下さったのは、最初のリハビリ病院で担当してくださった療法士さんと同じ方で、ここでもやはり信頼感があったのだと思います。

そして三週間の特訓が終わって自宅に帰ってきたので、またいつもの生活に戻りました。リハビリ病院で退院後に継続していたリハビリもまた須藤さんのところで始まりました。須藤さんは、最初に夫の体をマッサージしながら、「おぉ、さすがに筋肉がついてきてるね」と褒めてくださいました。「でも、階段はまだ一段しか上れないんですよ」と私がいうのを聞いた須藤さんは、いつものように「さ、北原さん、行くべ！」とリハビリ病院内の階段のところに連れて行きました。「さ、上ろう！」。夫は、いつものように喜びと少しの怯えに加え、さすがに驚きの表情を浮かべました。無理もありません。数日前まで、杖だけでは一段の上り下りがやっとだったのです。そんな夫にかまうことなく、躊躇う背中を後押しして、須藤さんはどんどんと夫を上らせました。

結局一九段あったその階段を上って二階まで行き、さらに無事に下りて戻ってきました。おそらく一番感動したのは夫自身ですが、私もこの時のことは深い感動と共に覚えています。素人の家族ができることをはるかに超えた範囲で引っ張っていく、プロならではの理学療法。その背景にあったのは、人間的な信頼だと思います。幸いなことに私たちは、その後もこうした信頼を寄せられる多くの療法士さんに出会えて、今に至ります。どんな大病をしようと、結局は人と人との関係かなと思い起こしています。

ハワイの学会に参加したい

二〇一〇年の冬は、環太平洋国際化学会議がハワイのホノルルで開かれることになっていました。これは五年に一度開催されるもので、夫は今までもこの学会に参加するのを楽しみにしていました。そのエントリーは四月です。時間が合う限り同伴していた私も、いつもは楽しみにしていたのですが、「さすがにもう無理だろう」とその年は考えていました。しかし夫は三月末くらいになると、学会に行きたいという意思表示を始めました。それまで長距離移動は実家がある仙台が最長で、国外となるとさすがに私も躊躇しましたが、夫はどうしても行くと主張します。二〇〇八年の学会発表の直前に倒れたので、その時の発表は取り下げていました。それを改めて発表したいとのこと。

さてどうしようかと。あまり言うので、まずはその時の原稿を英訳して応募書類だけは送っておきました。問題は、たくさんあるエントリー先のどの部門に提出するのかということなのですが、これは私のような素人ではわかりません。パソコンからさまざまなエントリー先をプリントアウトし、本人に渡しました。夫は一つひとつ見ながら選り分けていき、最後に七つくらいの候補を残し、そこでまた考えて、最終的なエントリー先を決めました。私に化学のことはわかりませんので、夫には失礼だったかもしれませんが、念のために夫の大学院時代の友人にも聞き、それで大丈夫と確認した上で提出しました。全部英語でしたが、自分の専門範囲なので、彼にとってそれほど問題はなかったようです。

書類が無事に受理されたので、次は具体的にどのようにして渡米するかを考えなければなりません。ホテルは日本化学会を通じて予約したものの、私は秋まで逡巡していました。夫はその年で弘前大学を退職することも決まっていたので、最後となる学会に本人の希望通り連れて行きたい気持ちは山々でした。しかし、頭の中でシミュレーションしてもうまい方法が見つからないのは、青森から成田空港までのアクセスです。陸路で行くにせよ空路で行くにせよ、不自由な体と大きな荷物を持って私が一人で付き添ったところで、トイレの問題もあるし、「やっぱり無理かなぁ」と思い始めた一〇月、一つの広告に目が釘付けになりました。

羽田―ホノルル線就航！

三二年ぶりに羽田空港から国際線定期便が復活して、ホノルルまで羽田空港から行けるようになったのです。これを知った瞬間、私は「行くしかない！」という気持ちになりました。羽田から行けるのであれば、青森―羽田―ホノルルというルートで、羽田空港内だけの移動で済みます。もう、「何かあったらそれまで」という覚悟を決めました。本人が行きたいというのだし、今まで頑張ってきたから、なにかあってもそれを運命と受け入れよう。きっと私も、そして本人も後悔はしないだろう。そんな気持ちになってＪＡＬの便を探してみたら、なんと、一番アクセスしやすい便の中で、行きも帰りも、トイレに近い場所が二席並んで空いていました。いや、逆にいうとそこしか空いていなかったのですが、偶然にしても行きも帰りも一番良い場所が確保できるのは、とてもありがたいことです。ますます「行くしかない！」という気持ちになりました。すぐに飛行機の予約を入れました。

それからは、ホテルの部屋の状況の確認、現地で車椅子を借りる手配、ホテルから学会の会場までのアクセスの確認、何かが起きた時の保険の手配など、さまざまなことに忙殺されながら、発表資料の準備まで手伝うという慌ただしい日々を過ごし、もう不安になる心の隙間さえなかったように思います。

障害を持つ体での海外渡航

渡航が近づく頃には、ＪＡＬから何度も連絡をいただくようになりました。夫の体の状態、階段を上れるかどうか、どのような車椅子を使うのかなど、航空会社がきめ細かく対処してくれることを、この時初めて知りました。それまで日常では車椅子を使いませんでしたが、空港内の長距離を歩いて移動するのは不安だったので、この時は車椅子を用意していただくことにしました。青森空港でも、到着した羽田空港でも、担当の方が待機されていて、車椅子での移動を手伝ってくださるのは、大きな荷物を抱えた私にとって本当にありがたかったです。出発してしまうともう、不安はふっとんで喜びしかありません。二〇〇八年三月七日に大阪の伊丹空港から戻ってきた直後の大病、どこかに行くどころか、生き延びられるかどうかさえわからない状況からの脱出、リハビリ、そして今また飛行機に乗れた！

夫も若干緊張の表情を浮かべていましたが、とても喜んでいました。羽田空港についてからは、第三ターミナルに移動する前に、夫の友人と久しぶりにお会いして食事を共にし、そして無事に国際便に乗り込みます。客室乗務員さんたちは本当に親切でした。おそらく、サポートも訓練されているのではないでしょうか。緊張しつつ乗り込んだ飛行機の中で、機内食をたべ、ビールまで飲んですっかりご機嫌になった夫は、適宜眠りをとり、トイレも無事に一人でこなしました。この時にとても親切にしてくださった客室乗務員さんの顔はくっきりと記憶に残りました。

冬の青森から羽田経由で到着したハワイは、暖かい空気が流れる異空間でした。ここで

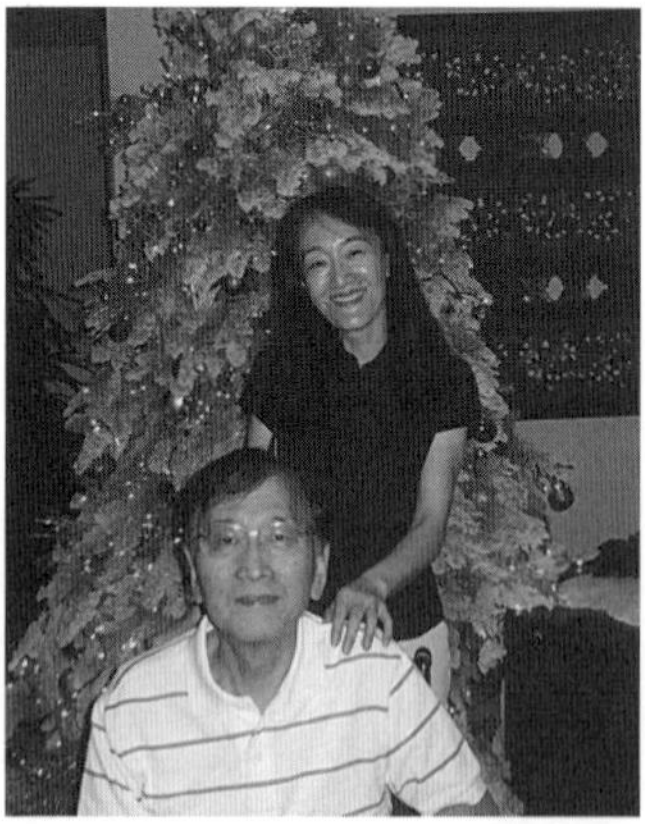

ハワイのレストランで

もサポート体制は完璧で、空港での移動シャトルに貸切り状態で乗せていただいた私たちはもう、「やった！　やった！」という感動でいっぱいです。「なんだかいろいろ悲観的なこと言われたけど、ハワイまで来たよ！」という心境。ただただ嬉しい。

滞在中は、広い空間を移動するので私が疲れるし、それなりにたいへんだと思う時もありましたが、いつものようにポスター発表会場に研究内容を掲示し、ホテル内外で食事を楽しんで、ハワイの海を眺めて、帰りの飛行機でも多くのサポートを受けながら無事に帰国しました。その当時お世話になっていたリハビリ病院の担当医であった今田先生のところにはさっそくご報告にあがりました。診察室におられた先生は満面の笑みで迎えてくれました。渡航前の秋に動けなくなり、提携病院での特訓を手配してくださったので、本当は心配しておられただろうと思います。無事に行って帰って来ることができて本当によかった。そして入院中にお世話になった病棟師長さんや看護の主任さん、療法士さんたちにも報告して、初めての海外渡航騒ぎはひと段落しました。

回復のピーク

今思うと、発症してから二〇一〇年頃までが、駆け上がるように回復した時期でした。暮れにハワイに行ったのは先に書いた通りですが、この年の五月、私は思い切って、夫を自宅に一人残して、二泊三日の出張に出ました。

この頃には、携帯電話で連絡も取れるようになっていました。もちろんまだ話せないので、ナンバーディスプレイで私であることを確認すると、電話に出ます。こちらからの問いかけに応える形で、私も状況を把握できます。また、朝起きると一人で一階に下りて、玄関を開けて新聞を取りに行き、リビングの自席に座ってカップスープを入れて飲んでいました。私が寝ぼけ眼でおきていくと「お〜あ〜よ（おはよう）」と怪しい発音であいさつします。特に調子がいいときは「おはよ」になります。

食事も、私が作ったものはもちろん全部食べますが、お弁当を作って冷蔵庫に入れておくと、電子レンジで温めて食べられるようになりました。ついでに朝のパン（マフィンやサンドイッチ）も、自分でトースターで焼いて食べることができるようになっていました。自宅の中は杖も使わずに歩き回り、二階の自室に行ったり、本を読んだり、新聞のテレビ欄を確認して好きなテレビを見たりするようになりました。トイレも、この頃にはほぼ自立していました。お腹を壊さない限り問題はない状態です。寒い時は自分で衣服を重ねて着るなどの調節もできるようになり、夜も一人でトイレに行くので、私は完全に熟睡できるようになっていました。

ここまでできるようになったのであれば、一人でも大丈夫ではないか？とは思ったものの、不安だったので、いつも相談に乗ってくれている同僚の先生に相談しました。賛成七〇％という意見でしたが、いざとなったら自分が大館から行ってあげるからと背中を押してもらい、思い切って私は出張に出かけました。

夫の生活パターンが頭に入っているので、携帯のそばにいる時を見計らって電話を入れ、夫が出るとホッとします。念のために、市内に住む友人にも鍵を預けて、何かあったら見に行ってもらうようにお願いをしましたが、介護に慣れていない友人に対応してもらうのはとても申し訳ないので、ひたすら何もないことを祈っていました。今こうして書いていると、やはり非常識だったかと思います。相談に乗ってくれた友人たちには感謝しかありません。

出張先は京都です。不在中の食事は、朝昼晩と三食全て作って、冷蔵庫に入れておきました。「時間になったら自分で食べてね」と言い残し、飲み物もいつものカップスープやコーヒーをキッチンに用意しておきました。仕事をしている時は、できるだけ家のことを忘れるようにしていましたが、夫が携帯のそばにいる時間を見計らって電話をいれ、元気な声を聞くとホッとします。一日目が無事に過ぎ、二日目も無事にすぎました。最後に伊丹空港から帰ろうとした朝、何度電話しても出ません。あと少しですが、むくむくと心配の気持ちが湧き上がってきました。鍵を預けた友人に電話を入れ、「今行ってくるね！」と言ってもらった直後に、また電話を入れてみたら、無事に元気な声で電話に出てきました。介護する側なのに、自分勝手な行動をしている方が悪いのですが、心底ホッとして、すぐ友人に「大丈夫だった」と連絡を入れました。

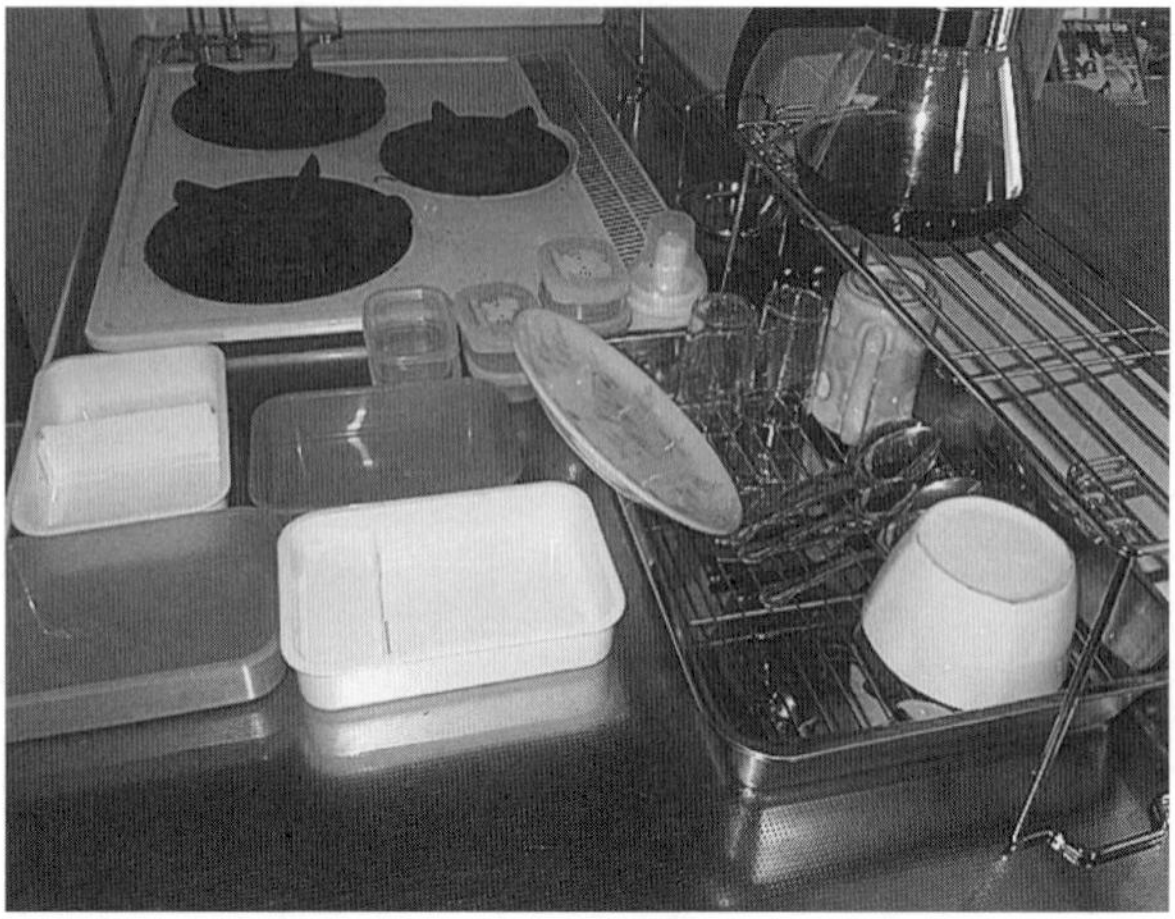

出張から帰ってきた時のキッチンの様子

自宅に戻ってみたら、私がいない間に一人で食べたお弁当もお皿もきれいに洗って、キッチンにそろえて置いてありました。とても冒険だったけれど、「一人で二泊三日をこなせたんだ！」と思ったら感動が込み上げました。発病当時、「人間としての生活はもう望めない」と気の毒そうに言われたことがありました。それを告げなければならなかった医師の心中は、察して余りあります。ただ、礼儀に反するかもしれませんが、私たちはその後、この言葉を日常の中で笑いに変えて過ごすようになりました。「あ、ハルオくん、それできたの、すごいじゃん！　人間みたいだよ！」とか、「ハルオくん、早く人間になろうね。がんばろうね」とか。

もちろん、冗談で言い合っていたことではありましたが、私たち家族の中で笑いを取れる言葉にしてしまったことで、重さを吹き飛ばしていたようにも思います。スタート時からは考えられなかったこの回復も、この出張期間を一人で乗り切るまで来た時が、一つの到達点だったかもしれません。

第六章　家族それぞれの人生との交差

父の病状説明を受けた娘

家族の病気とどのようにかかわるのか、それは全ての家族がそれぞれに経験することであり、各家族によって正解は異なります。

私たちの場合も、今でも答えが出ているわけではありません。ただ夫が病気になってからこれまでの一六年間に、社会はだいぶ変わりました。多様性、サスティナビリティなど、それまであまり意識されなかったことばが出てくるようになりました。中でも私たちの家族の歴史を振り返る中で、一番大きいのは「ヤングケアラー」という言葉が出てきたことかもしれません。

病からの回復過程は当人が主人公であり、なによりも優先的に考えがちですが、共に暮らす家族もまた、大きな病気はその後の人生に影響を持つと今は思っています。私と娘にとっての、夫の病と人生の交差について、思い返しながら、書いてみたいと思います。

これまでも何度か書いてきたように、娘は夫の病気の中でいちばんポイントになるところに関わっていました。二〇〇八年三月一一日の発病の時にそばにいたのは私ではなく娘でしたし、また、家族三人がいつも一緒の行動をしていたので、最初に運び込まれた病院でも、転院先の弘前大学医学部附属病院でも、深刻な病状の説明を聴く場に同席させてしまいました。発病時の病状説明にはあまり楽観的要素は入らないのが、一般的傾向のように思います。きわめて厳しい内容に私もショックを受けていた状態で、子どもの様子にまで気を配らなかったことはあとあと後悔を残しました。さらに情けない話ですが、地の底に落ちそうな私の心を健気に支えてくれたのは、娘の方だったと思います。

当時の娘は、一六歳になったばかりでした。それまでは何の心配もなく生きていた中で、表面上の生活には変わりがなさそうに見えても、心境的には激変を体験したと思います。また、多少奥手だった娘は、その頃ちょうど反抗期になりかけていました。しかしそれらも全て吹っ飛んでしまいました。これは本人自身のアイデンティティの構築に少なからぬ影響を及ぼしたと思います。

この病気のことはもちろん娘の担任の先生にもお知らせし、十分にいろんな配慮をしていただきました。ただ、本人は、同級生や中学校以来の友だち、誰一人として話せる人がいなかったようです。父の大病で母が生活を支えようと奔走する中、家の中に漂う負の感情も含めて全てを抱え込むことになった影響は、対人関係のトラウマとしてあらわれ、なかなか厳しい後遺症となりました。

学校と病院を行き来する中で

発病当初、夫の命が危なかったこともありますが、娘は私と共に朝に病院に行き、そこから学校に通っていました。そこまでして病人に付き添おうとすることを、当時の担任の先生に驚かれたことがありますが、一つには夫の病気の特性もあったと思います。

最初に発症した胸部大動脈乖離の方は順調に回復し、残ったのは重度の心原性脳梗塞による脳の障害の方です。大学病院の脳外科の先生たちがおっしゃった「どんどん刺激を与えてください」という言葉は、私たち家族にとっての希望の光でもありました。実際、第二章で述べたように、発病まもない四月に、恩人である大野先生が東京からお見舞いに来てくださった時、夫の様子は大きく変わりました。そうした様子を見ていても、娘なりにできることをしたかったのだろうと思います。

夫が元気だった時に一緒に買った香りの出るグッズや、好きだった音楽、昔に撮影した写真を夫のところに持ち込んでは、一緒の時間を過ごしていました。一六歳の高校生がこのような行動に出ることは、幼いという見方もあるのかもしれませんが、娘は私と同じように、ただひたすら、元気だった父の姿を取り戻したくて必死になっているように見えました。

大学病院から娘が通っていた学校はすぐ近くでしたが、リハビリ病院は遠く離れています。それでも自転車で学校からまっすぐ駆けつける生活が続きました。たしか、リハビリ病院に移って間もない、六月の末くらいだったと思いますが、ある雨の日に学校まで迎えに行った私は、娘を誘って近くの喫茶店に入りました。二人で久しぶりに向き合って、温かい飲み物を手にしました。

「地獄だったね」。

「うん」。

大袈裟だと思われる方もいらっしゃると思いますが、率直な心境でした。私もこの当時、記録を書き残したので後から思い出すこともできましたが、それがないと、どうやって生きていたのか思い出せないくらいです。そして私が必死に夫のことばかりを考えている生活の中で、次第に娘は元気を失っていきました。学校にいても、いつ私から緊急連絡が入るかわからないと思うと、携帯から目を離せなかったと。私が自殺するのではないかとまで思い詰めていたという状態ではやはりもう正常ではなくなっていたのでしょう。彼女はどんどん孤独になっていきました。また、日本ではよくある考え方だと思いますが、親がたいへんだからこそ、頑張らないといけないという考え方にもとらわれていたように思います。

しかしその「頑張らなきゃ」という気持ちも、日々の生活をどう立て直せるのかという、先が見えない中であれば、その方向性すらわからなくなります。そして、のちのち私は非常に後悔したのですが、自宅に住んでいるというだけで、私自身が心の中で無意識に娘を頼りにしていました。その時々で、それほど大袈裟なこととは思わずに、夫が歩いて二階に行くときなど、「ちょっとパパの様子見ててね」と頼んだりしていました。夫もそれなりに自立していたとはいえ、週末に私が仕事でいないときなど、娘が自宅にいると、一種の「見守り状態」を娘にやらせてしまっていたと思います。

引きこもるという行動――許されざる存在という自己認識

娘が通っていた学校は、一般にいう進学校で、三年生になると進路も考えるようになり、秋くらいには受験体制に突入します。娘は勉強も含めて、あらゆる面で全くついていけなくなりました。立ち向かえなくなる怖さと言うのでしょうか。試験を受けに行くこともできなくなりました。なによりも、「やる気がない」と見られることはとても辛かったと思います。頑張ろうと思っても頑張れなくなるというのは、うつ病の特徴なのだと思いますが、私は夫の病気に続いて、娘にどう対応したらいいのか、全くわからなくなりました。

それからいろいろなことがありましたが、今でも印象に残っているのは「自分は許してもらえるだろうか」という言葉を多発していたことです。親の理解が全く追いついていなかったのですが、自己肯定感の下がり方は大変なものでした。辛い時には助けを求めることが大事とよく言われますが、助けを求めるという行動は、「それを受ける価値ある自分」を認めてこそできることであり、自らが価値なき存在と意識している時は、助けを求めるどころではなく、自分が置かれた状況の相談すらできないところまで追い込まれるように思います。

そしてこの、「自分は価値なき許されざる存在」という自己認識は、人が怖いという心境に直結し、その後も深い傷を残しました。個人的な性格もあると思いますが、怖くて自分から行動を起こすことができなくなった、その行き着く先が、引きこもるという行動だったようです。私は心理学や医学の知識はありませんが、自分の経験を振り返ると、引きこもるというのはおそらく自分を守ることであるのかと思うようになりました。怠けているのではなく、自分で自分を受け入れることができなくて行動できない状態だったと思えます。

こうして娘は人との関わりを極端に避けるようになりました。自室からでることができないほどの重症ではなかったのですが、外出が怖くてできない。しかし、本当はでてみたい。そうなった時に、子どもの頃から仲が良かった友人の名前が何人かでてきました。「〇〇ちゃんだったら、許してくれるかな」「〇〇ちゃんのお母さんだったら、許してくれるかも」。

大病に見舞われた家族の状況は、それぞれのケースによっていろいろなことがあると思います。私の場合は、夫のことだけで手一杯な中で、気づいたら娘が生気を失っていったというのが実情で、理解が追いつかず、混乱する中で救ってくれたのは、相談に乗ってくださっていた当時の同僚の先生でした。

「先生、娘さんは、やりたくてもできないでいるんだよ。弱いんじゃなくて、優しいんだよ。先生がわかってやらなくて、誰がわかってやるの」。
「先生、親がこれだけ大変な時に、それに関係なく自分のことだけ考えられるような子だったら、そっちの方が怖いよ」。

これは、「どんなに親が大変でも、自分の進路のことは考えるので普通は受験勉強に取り組むものだ」という、いわゆる一般的な考えとは真逆でしたが、私にとっては踏みとどまる一つのステップとなりました。自分の子供が、怠けているのか、苦しくて動けないのかというあたりをわかってやれなかったことを、親として恥ずかしく思います。また、それだけ負荷をかけてしまったことは、親の責任だと思っています。

ヤングケアラーという言葉

この頃、「兄弟児」や「ヤングケアラー」という言葉をよく見かけるようになりました。大人の代わりに家族の面倒を見る若い存在に光が当たってきたように思います。初めて「ヤングケアラー」という言葉を初めて見た時に、私はハッとしました。実際にそのチェック項目を見たら、私が家庭内で娘に頼っていた行動により、間違いなく私は娘をヤングケアラーにしてしまっていました。

しかしこのヤングケアラーという言葉の含む意味は多種多様で、そのケアにあたる若者にかかる負担もまた、家族によってさまざまだろうと思います。個別のケースが多々あると思うので、一般化はできないことですが、この言葉についても、自分の経験を通して、私なりに感じたことを書いておきたいと思います。

ヤングケアラーという言葉から連想されるのは、若い家族に、具体的に身体のお世話をすることも含めた、行動的な面での負荷がかかっている状態を連想するのが一般的ではないかと思います。それは確かにそうなのですが、その負担範囲が千差万別になることは言うまでもありません。その中で、ケアは直接身体にかかわるものだけではないという認識は必要であるように思います。家の中の空気も含めて、やはりさまざまなケースがあることを踏まえておかないと、「体のケアもできない自分」に対して、さらに自己否定が強くなりかねないと思わずにはいられません。

また、学校に通いながらヤングケアラーとなった子どもたちに共通する苦しさの一つに、日常接する同級生たちとのギャップがあると思います。一見普通に見える同級生たちのなかで、家族のケアをしなければならない状況を惨めに感じ、他言したくない気持ちを持つことも十分にあり得るわけです。どの家でもどの親子でも何らかの事情を抱えているのは当たり前ですし、それを黙っているのはよくあることだとは思います。ただ、ごく普通に過ごすようにみえる同級生たちの中で、娘は自分の存在意義を見失い、自分自身を評価できなくなっていきました。

私たちも三人家族の中で、一人が半身不随になった状況で、私の手が回らないところを、無意識ながら子どもに手伝ってもらっていたことは確かでした。相当に辛い高校生活を送らせてしまったのかもしれません。

社会の目に感じる怯えと怒り

娘は子供の頃から父親が大好きでした。尊敬していた父が、半身不随になり、言葉を失った時も、ひたむきに回復させたい思いで、彼女なりに頑張っていました。しかし家族の思いとは別に、他者の目に映る夫の姿は、動けなく、話せないというモノのような存在です。中には赤ちゃん言葉で話しかける看護師もいます。悪気がないのはわかりますが、これは家族に向かって父が本来の父ではなくなったと突きつけているようにもみえます。さらに当時は脳卒中という病気になっただけで、もう終わりという暗黙の了解があることはリハビリ病院にいた時もひしひしと感じましたし、それ以上に社会の中には、この病気に対する憐れみ、時には無意識な蔑みの目もあったことは確かだと思います。

今は世の中も変わり、車椅子に乗って外に出ても、ジロジロとみられることはほとんどなくなりましたが、一六年前に夫が発症した頃は、だいぶ事情が違っていました。一度私が体調を崩して簡単な手術を受けることになり、三日間ほど入院したことがあります。食事の用意も全部しておいて、心配のない手術だから見舞いに来る必要はないと何度も言い含めたのですが、三時間ほどかかる手術がどうしても気になったらしく、娘はタクシーを手配して、体が不自由な夫を連れて病院に来ました。若い女の子が体の不自由な夫を連れて病室まで来る間に、いろいろ思うところがあったようです。

病室に入ってくるなり、悔しそうに言い始めました。

「まずね、みんな、パパを上から下まで見るんだよ。それからね、必ずウチを見るんだよ、じろじろと」。

もう一つ印象に残っているのは、娘の同級生たちの悪意のない会話です。夫が入院していたリハビリ病院は、建物も新しくデザイン性にも優れています。外から見ても目に付くスマートな建物を指して、「脳卒中センターのくせに立派だよね」。

みんな良識ある生徒さんたちですから、目の前にいる同級生（娘）の父がそこに入院していたことを知っていれば、決して話題に出なかったと思います。それだけ、娘は誰にも何も言えなかったということだなとそのときは思いました。自宅に帰ってきた時に話してくれたこの話自体を、娘自身は間も無く忘れたようです。忘れられなかったのは私の方でした。重度の後遺症をどうにかしようと必死になっている患者とその家族を見る目は、決して優しいものばかりではありません。娘には多大な負担をかけたと思います。

そして私の人生との関係——歴史の中には人がいる

私は普通の研究者ルートとは違って、研究者を志したのは三〇代になってからでした。就職できたのが四五歳なので、非常に遅いスタートです。そしてその三年後に夫が大病になったので、そこからは夫のサポートが最優先の生活となり、慌ただしく生きてきました。研究者の場合、よくエフォートという数字を書く場面があります。たとえば、ある研究のエフォートが三〇％というのであれば、その人の活動エネルギーの三割をその研究に注ぐことができるという考え方です。これでいうと、私の場合は、夫が病気になった最初の頃は、そのサポートが文字通り一〇〇％でした。いまでも八〇％以上は夫のサポートをしている感じがします。ただ私の場合、非常に恵まれていたのは、夫が発症した当時の勤務先が看護系の学校だったことです。

私は宮城県石巻西高等学校の音楽教員を務めた後で、結婚で弘前に移住しました。その時に最初に声をかけていただいたのが、当時の国立弘前病院附属看護学校の音楽の非常勤講師の仕事でした。それから三〇年余り、不思議なことに看護系にご縁があり、いまもまた看護学部に所属しています。もちろん自分の研究内容とは無関係です。夫が発病した時、当時在職していた秋田看護福祉大学の上司にも同僚にも相談に乗っていただき、特に親しい同僚の先生の言葉は、さまざまな点で救いになりました。

人は生きているといろんな経験をするわけですから、それが大変なのか楽なのかというのも他者との比較の問題でしかないのかもしれませんし、皆それぞれに生きる課題を持っていると思います。ただ自分の仕事との関連で言えば、私は夫の病とその後の介護を通して、歴史を見る上での視野が広がった、あるいは深まったといえることもあるように思います。

環境の変化とアイデンティティの再構築

たまたま仕事の関係で訪れた国立台湾歴史博物館に、教育関係資料として「進士」と書かれた額が展示されていました。よく知られているように、「進士」とは中国で長く続いた科挙の試験に合格した人のことで、この額はいわゆる合格証書の類のはずです。そのあまりの立派さと巨大さにしばし目を奪われてしまいましたが、同時に思ったのは、この制度の廃止が決定した時のことです。三〇〇〇倍を超えたという難関の試験に、何年も、何十年も合格を目指して勉強をしていた人たちがいたと伝えられています。合格して「進士」の称号を得た人たちはともかくとして、今までその存在を疑わずに目指した人たちは、制度が消えると知った時にどう思ったのでしょう。

生きる中で、それまで立っていた地面が足元から崩れた時、人はどのようにしてアイデンティティを再構築していけばいいのか。これは化学者として生きてきた夫が、ある日突然体の自由と言葉を奪われ、その中で人生を立て直さなければならなかった、その道筋に寄り添う中から自然に思うようになったことです。こうした経験が元になって、私は幕末・明治の激動の時代を生きた武士たちや、あるいは異文化の流入で異なる価値観と向き合うことになった芸術家たちへの関心が深まったように思います。

歴史の研究方法も歴史観など視点の持ち方によってさまざまありますが、私の恩師の一人である東北大学名誉教授の平川新先生は、「いい歴史論文とは、主体となる個人を見出し、それと対話しながら進めていくものだ」と語っておられました。あくまで個人的な感じ方ですが、研究主体となる個人にたいしてどのような見方ができ、どのような対話が可能なのか、その深め方が夫の大病を通して私の中で変わってきたように思います。なにより、これは歴史研究を志す者は当然意識することではありますが、結果を知っている立場で反論できない人たちに向き合っていることを強く意識するようになりました。

学生たちに歴史の講義をする時、いつも「歴史の中には人がいる」と語ります。ごく当たり前のことなのですが、物事が起きたその渦中にいるときは、どのような決着になるのか、当事者にはわかりません。しかし、過去を見る私たちはすでに結果を知っているわけです。「結果を知っている私たちが、その時々の人たちの行動を理解しようとせずに勝手なことを言うのは間違っていると思うよ」と学生に伝えるようになりました。絶望的な状況から始まっていつの間にか笑いながら過ごすようになった、自分たちの経験からこうした考えに引き寄せられたように思います。それは、かつてお見舞いに来てくださった大野先生が声をかけてくださったように、「人間万事塞翁が馬」の世界そのものだと思います。すなわち、明日がどうなるかわからないからこそ、過度の希望はもてないとしても、過ぎた絶望もいらないのでは、ということかもしれません。

ジェンダーを教える立場として

私は一九九九年に青森県から刊行された『青森県女性史』の近代編を担当しており、それ以来、青森県が主催する男女共同参画の企画で女性史関連のお話をしたり、また大学でもジェンダーの講義を受け持ったりするようになりました。この分野も最近はＬＧＢＴＱに関連して注目されるなど、さまざまな経緯がありますが、一般的には男女共に自立したうえで、それぞれが人として認められる共存の世界を目指す方向にあると思います。

一九九〇年代から盛んになったこの潮流の中で、一つの県の近代女性史を書いただけの経験しかない私にも、家庭の中での男女の役割について、意見を求められることもありました。その中でよく耳にしたのは、「気づきを持たない」「気づいていない」という言葉です。家族の中で家事も含めた全てを担う、一種の自己犠牲を当然として生きることが、それにあたるのかなと私は理解していました。仮にそうだとすると、自分の持つほぼ全てのエネルギーを介護に注いでいる私は、「『気づいていない』存在か？」ということになります。

不勉強なのでジェンダーの世界に意見をもつ資格はないかもしれませんが、経験上言えることは、家庭内での介護も、本人がそれに積極的に関与しているのであれば、人生を主体的に生きたといえるのではということです。確かにこの介護というのがなければまた、私の人生も違っていたかもしれません。ただし、このようなことを言えるのも、次に述べるように支えてくれた仲間がいたからです。

支えてくれた仲間たちへの限りなき感謝

二〇〇八年当時、私は自分が研究代表となっている研究だけではなく、分担者としてもいくつかの研究に参画していました。また『青森県史資料編近現代』各巻の編纂も盛んに行われている時期でした。しかしこの家庭事情により、当時の研究計画は大きな変更を余儀なくされるとともに、夫の発病から数年間は、研究者としての私の業績は皆無になりました。この状態でも、どうにか青森県史の仕事も完遂し、何冊か著書として研究を世に送り出せたのは、事情を察して支えてくれた数多くの仲間たちがいたからです。特に、自分が研究代表でありながら、夫の病状により何度も動きが取れなくなった時、研究チームに属する国内外の先生たちから、あらゆるところで助けていただきました。肝心の代表者が充分に仕事ができない状況でも、こちらの希望を察し、飲み込んで動いてくれた仲間がいなければ、私自身が崩壊したかもしれません。

また、私自身の年齢が進み、現在の勤務校である青森中央学院大学の中でも責任ある立場を任されるようになってきました。この時も、共に活動する学内同僚の先生たち、事務局の方たちに本当に助けていただきました。どうにか校務に支障をきたさないで済んだのも、ともに部署の活動を担い、全面的にサポートをしてくれた方々がいらっしゃったからです。

この本は、夫の病と共に生きたその経過と、その時に考えたことを残したいと思い、書き始めたものですが、大病となった家族を持つ私の事情を察し、多くの方々が支えて下さった、そのこと自体も、あらためて感謝の気持ちと共にここに書いておきたいと思います。私自身がお世話になった方々、私を研究者として支えてくれた方々に、心からの御礼を申し上げて、第六章の結びにしたいと思います。

第七章　そして今
――日々の生活はバリア・アリー――

日々の生活は二階で

二〇一二年の暮れに、私たちはそれまで住んでいた借家から、自分たちの体の動きに合わせた家を建てることにしました。設計士さんにさまざまな事情を全部お話しして、できるだけ夫が動きやすい動線を考えるなど、すべては夫を中心に話が進みました。この時夫はちょうど前期高齢者に仲間入りをした時期で、発症してからぐんぐんと回復したピークを超え、全体的に少し下り坂に差し掛かっていました。ただ、二階に上って行ったり、あるいは運動公園など外を歩く生活はまた続いていました。

「二階に行く」ことができるために、体の状態をどう保つか。これは私もずいぶん考えました。常識的には、後遺症を抱えた状態で居住するには一階のはずで、玄関もなるべく段差がなくということになると思われます。しかし、夫の場合は、一階に住むようになると、おそらく足腰は弱っていくのではないかと、そこが一番心配でした。その気持ちを設計士さんに伝え、間取りを工夫していただいた上で、リビングと水回り、そして夫自身の部屋を全部二階に持ってきました。

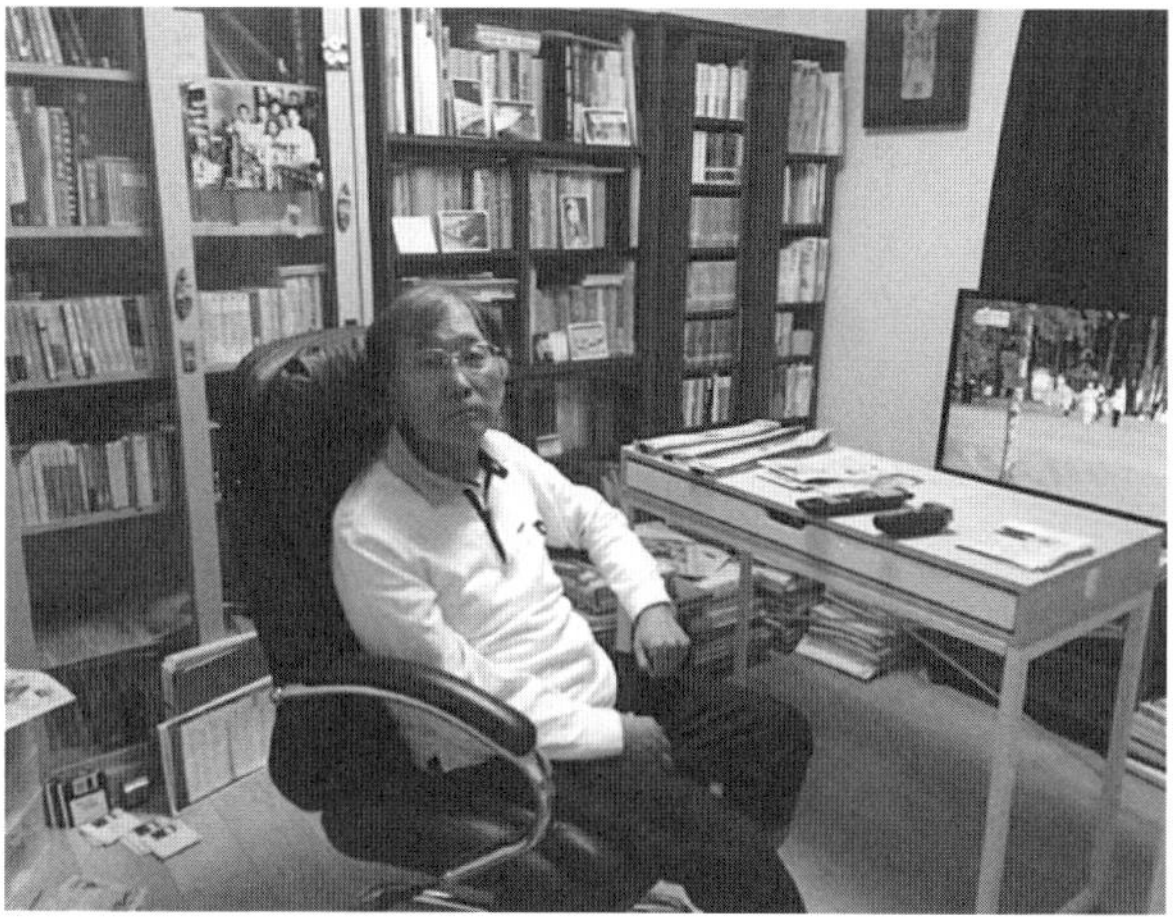

自室でくつろぐ

階段は両側に手すりをつけることにして、家の中もところどころに手すりを置きました。特にお風呂は夫が自分一人でも入れるようにと、動線を考えての手すり配置にしてもらいました。「何かあったらそこで考えよう」という、一見ポジティブな、しかしある意味では無責任にも見える発想で、二〇一三年の夏、新しい北原家に無事に引っ越ししました。室内の段差はありませんが、階段があるおかげで、この家はバリアフリーとは真逆になっています。

いろいろなことがありましたが、今のところ、トータルではこれが正解だったかなと思っています。夫は体調が悪くない限り、外に行きたがります。私も時間がある限り付き合いますが、出かける前後に必ず階段の上り下りというハードルが付いてきます。一四段の階段を毎日必ず上り下りすることは、そこそこリハビリになっているようです。

また仕事が一段落した二〇一五年に介護認定を受け、さまざまなサービスも利用するようになりました。これでまた、私たちの世界は広がっていきました。加齢で足腰も弱ってきたことから、コンパクトな車椅子を購入し、外に行く時はそれを使うようになりました。車椅子に乗ることで活動範囲を広げられる時が来たのだなと考えたからです。

骨折しても回復はする

新しい家に引っ越しして以降、夫は何度か転倒事件を起こしました。動線を考え抜いて作りましたが、環境が変わったことの影響は多少あったと思います。建築の時に多くの方に心配された通り、「転んだ時にどうするのか」ということは、その都度対応することになりました。歩いていてふらつくことはほとんどなかったものの、うっかりベッドの掛け布団に腰をかけてそのまま滑り落ちたり、椅子に腰掛ける時に転んだりしてしまいました。ベッドから滑り落ちて右腕骨折してしまったときは、救急車で駆けつけた消防士さんがササッと夫を運んでくださったので、無事に病院につき、治療を受けました。また、新型コロナウィルス感染症が拡大する前にワクチンを打ったあと、ふらつきがでて転んでしまい、背骨を痛めたこともありました。この時は、動かすと痛がるので、救急車だけではなく消防車まできてくれて、ストレッチャーに寝かせた状態で、リビング二階の大きな窓から運び出しました。ご近所の皆様を驚かせてしまって、誠に申し訳ないことをしました。

そんな騒ぎを起こしつつも、転倒で入院したときはすぐにリハビリが始まるので、夫も一生懸命それに取り組みました。なにしろ、元気になって自宅に帰る時に、階段というとてつもないバリアがあります。一階でも生活できるようになってはいるのですが、どうしても自分の部屋に戻りたければ、二階の階段を上がるしかありません。大体は国立弘前病院（現在の弘前医療センター）にお世話になりましたが、痛いのを我慢して本人も頑張るので、リハビリのスタッフさんもとてもよく面倒を見てくださり、階段の練習もして、最終的にはまた二階に戻ってくるところまで頑張りました。二階でまた何かあれば、救急車や消防車の応援までいただくという大騒ぎになるものの、やはり自分が好きなものを並べている自分の部屋に戻りたいという意欲は、痛さと怖さに勝ったようです。

この種の騒ぎは三回起こしました。幸い、足を骨折したことはありませんでしたが、ぶつけて内出血が大きく腫れ、それが神経を刺激して、痛みで動けなくなったことがありました。この時は、病院から当時時々ショートステイでお世話になっていた青森市内の施設まで私の運転で行き、そこで二ヶ月ほど療養させていただきました。その時も、毎日リハビリをお願いして、再び立てるようになった時には階段練習も入れ、そしてまた、二階の部屋に戻ってきました。本当に根気強く付き合ってくれた療法士さんたちのおかげです。

そうこうしているうちに、「骨折」とか「転ぶ」という現象に、こちらも耐性ができてきました。最初は転ぶことがこわくて、転ばないように、転ばないようにと制限しがちでした。そして本人もわりと慎重なタイプなので、自分が無理だと思う行動はしませんでした。それでもどうしても転びそうになる時があります。間に合えば、ささっと私が駆けつけて服を引っ張ったりし、時には夫の体の下にさっと入って(下敷きになって)、ドタッと倒れるのを防ぎます。

この経験を繰り返しているうちに、結果として転んでも、その転び方がゆっくりであったり、強く打ったりしなければ、大ごとにはならないということを私たちも学びました。

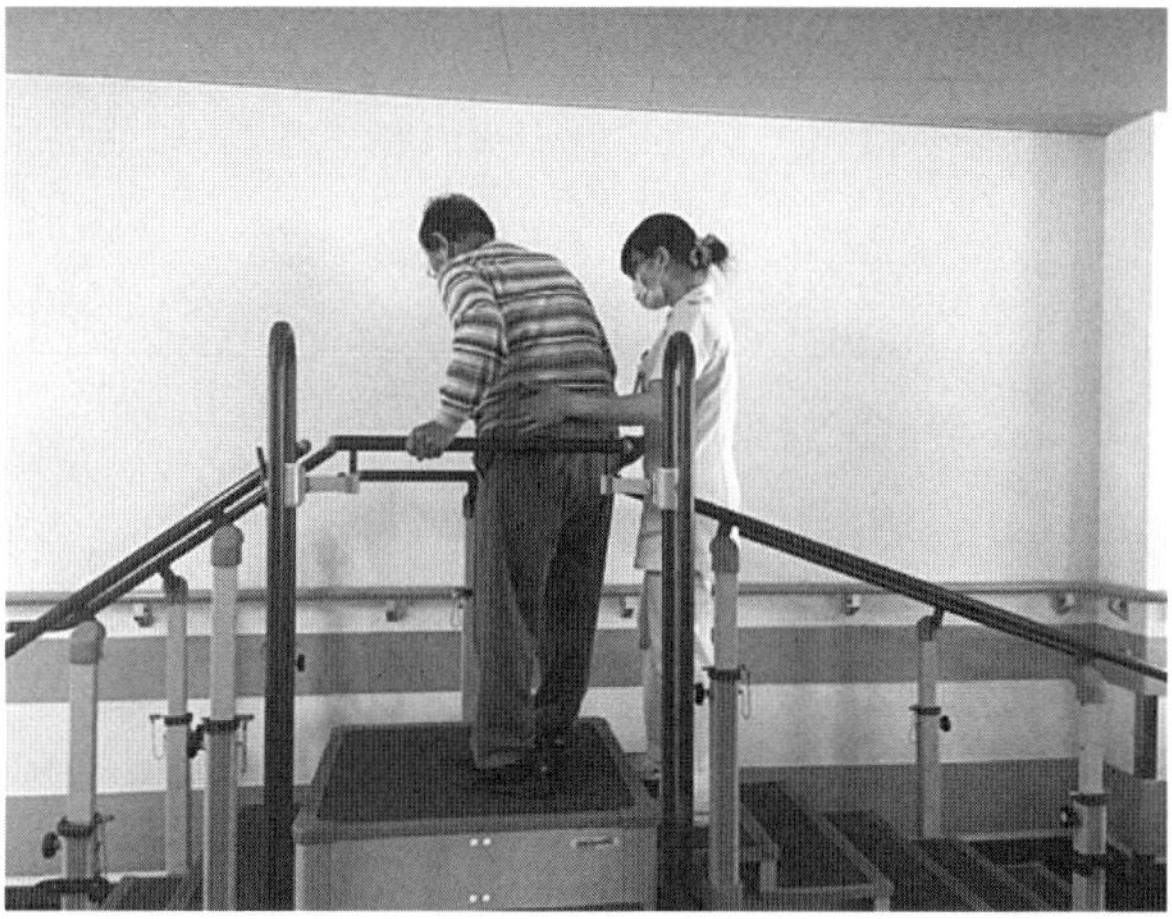

階段の昇降練習の様子

ついでに、仮に骨折しても案外よくなるのだなというのは、三回の入院で経験しました。現在は、かなり姿勢は悪いもののふらつかずに歩いているので、転ぶことを恐れるより自由に歩くことをすすめています。実際に転んでみなければわからなかったことだなと思うのですが、このあたりの考え方は、人それぞれだと思います。

排泄と回復の関係

生活をする上で排泄の問題はとても大切です。第二章で書いた通り、発症直後はまったく尿意も便意も自覚できなかったようです。大学病院に入院していた頃は、動けないのでオムツをつけている状態でした。

もしオムツを使わないで排泄に失敗すると、シーツ交換も全部必要になるので、オムツをつけて寝た方が手がかからないのではと思います。

しかし、第三章でも書いたように、リハビリ病院に移って二ヶ月ほどした頃に、病棟師長の一戸さんの指示で普通の下着を使うようにしてくれました。これは、スタッフさんたちにとっては非常に手間がかかることだったと思うので、本当に感謝の限りです。こうした配慮のおかげで、排泄についても徐々に回復してきました。素人の考えですが、「尿意と回復度は関連しているのでは?」と思う時があります。尿意を我慢できる、言い換えると尿意のコントロールができるようになる頃から、脳が活発化してきたような印象を受けました。

とはいえ、環境が変わったりすると、そうした回復も影響を受けるようです。以前の借家に住んでいた時には、ほぼ失敗することはなかったのですが、転居してからのしばらくは後退してしまい、本人の意に反しての失敗も起きるようになりました。「間に合わなかったからしょうがないね」ということで、また尿をとるパットを使ったりした時期もあります。

ただこの件に関して面白いと思ったのは、それがそのままずっと悪化の傾向を辿ったわけではないことです。たしかにオムツやリハビリパンツをつかったりしたら、その方が楽だったかもしれません。しかし私の感覚だと、普通の下着とパットを併用状態でも、失敗した時は洗えばいいだけのことだと思っていました。テレビに夢中になっていて出遅れたりとか、立ち上がりがうまくいかなくて時間がかかったりとか、いろいろなケースはありましたが、この問題については本人もとても意識をしていて、失敗をしないようにと自分なりに考えて行動していたことは間違いありません。尿意があるのかどうかが自分でもわからず、とりあえずトイレに行っていて、でも尿が出ないので戻ってくる、ということもしょっちゅう繰り返しました。そういう時は水を流した音が聞こえないので私も「あら？不発だった？」とからかいます。本人も「ふふっ」と笑います。こうして日常に本人が意識をして気をつけたこと自体が、もしかしたら回復を促進したのかなぁと思わないわけでもありません。

日中よりも、夜の方がなぜかトイレの回数が増えるのはとても不思議です。私は付き合わないので、一人でトイレに行きますが、朝に時々失敗することがありました。どうも様子を見ていると、ぐっすり眠ったときにそういうことが起きるようなので、逆に朝に、あるいはお昼寝でも寝ていた後で失敗した時には、「ぐっすり眠れたんでしょ、よかったね」と声をかけるようになりました。たぶん本人も私に申し訳ないという気持ちもあったと思います。それでも下着は洗えば済む話ですから、熟睡できる方が体にはいいだろうと思っていました。便意が間に合わなかった時は、たいていはお腹の調子を崩した時ですが、ただ幸い、滅多にそれはなかったので、「まぁ、食べられるんだから、そりゃ出るでしょ」と笑いながら片付けたこともあります。排泄は人間の尊厳と一番関わるところなのではないかと今でも思っています。一人でどうにかしたいという本人の気持ちだけは潰したくない。こうした考えで長い日々を過ごした結果、今では環境が変わらない限りは、普通の下着だけで問題なく普通に過ごしています。脳は何年経っても回復するのだなと思う事例の一つです。

心が体の動きを妨げる

それまでできていたことが、何かの拍子に突然できなくなることがあります。階段を下りることができなくなった時がありました。とても寒かった冬のことです。以前は寒くなっても室内でそういうことがなかったので、やはり七〇歳も越えてくると、筋力も体力も弱ってくるのでしょう。

ただ、このまま一生二階に住むわけにもいきませんし、どこかで一階に下りないと、病院にもリハビリにも行けなくなります。「どうにかして下りよう！」と私は夫を励ましました。夫も、意を決して階段のある廊下に向かってリビングから歩いていきます。しかし階段の上に立った途端に、動けなくなるのです。しかもその傾向はだんだんひどくなってきました。最後には、階段の近くの手すりにも近づくことができなくなってしまいました。悲鳴に近い声をあげて戻ってきてしまいます。すごく怖がっている様子です。

この時はさすがに私も困り、まずはケアマネさんに相談しました。「どうにかして階段を下りる方法はありますか」と。ネットで調べたら、「階段を下りるための車椅子」とか、「階段昇降機」などがあるようです。私たちの生活をいつも支えてくれているケアマネさんは、福祉用具の担当者さんと相談してくれました。しかしその結論は、「なんとかして手伝ってもらって一階に本人を運んで、そちらで生活するしかないのでは?」ということでした。そして、階段を下りるための器具には、介護保険は一切使えないとのこと。なるほど。こういう体の人間が、生活の中で階段を上り下りすることが最初から想定されていないんだなと思いました。
さてどうしようかと考え込みました。「何が原因なのか」から考えてみます。今階段を下りることができないのは、急に体が弱ったとか、腰や骨に異常が出たからなのか、寒くて体がこわばるからなのか、どちらだろうというのがポイントになります。もちろん、本当に骨が折れていたり、立てないほどに体力がなくなったのであれば、他の人たちに手伝ってもらってでも病院に行かなければなりません。しかし、階段の件以外の日常はいつも通りで、一人で杖を使いながら部屋を歩き、私の介助でシャワーもつかって、夜も一人でトイレに行っています。でも階段の前でだけ、固まってしまうのです。動く能力がないのではなく、動けない。これは結局、心理的なものだろうなと結論づけました。様子を見ていると、とにかく「怖い」ようです。体に異常がなさそうであれば心の問題なので、ほんとは下りられるはずだよね、と。

そうはいっても、毎日階段の上で止まっているうちに、夫はすっかりしょげてしまいました。外に出たくても階段の上で硬直してしまうので、どこにも行けません。楽しみにしている週一回のリハビリセンターへも行けなくなりました。リビングのドアを開けて、階段の上に出ただけで怖くて震えてしまいます。そんな自分に自己嫌悪が募るようで、みるみる元気がなくなってきました。食欲もなくなってきました。

こうなってくると、共に暮らす私も焦りが募りました。こんな時は、「暖かくなれば気持ちも楽になるかも」などというポジティブな考えはなかなかでてきません。「このままどこにも行けなくなったらどうしよう」「体が弱っていったらどうしよう」という不安だけが湧き上がります。目の前の現実より、勝手に考え出した暗い将来図が、頭の中でふくらんでくる感じです。何の根拠もないはずなのですが、本人よりもむしろ私の方が、心がこわばってきていました。

家族も含めて焦れば焦るほど、事態は後退していくようで、夫の気力もますます下降の一途をたどりました。ついには家の中を歩く時も、椅子から立ち上がる時も怖がるようになってしまいました。怖いと体がすくむ、体がすくむと怖い、まさに悪循環です。でもいつまでも、こうはしてられません。

階段を下りることへの挑戦

「ねぇ、階段の上から下を見ると怖いよね。だからさ、階段を下りなくて良いんだって思って、手すりの近くまで行く、という練習してみない?」と声をかけました。そして、一緒にリビングのドアを開けて階段の近くに行く練習を始めました。最初は私が付切でその練習をしました。一度行って戻ってくると、疲れて「はぁはぁ」してるので、新聞を見たり、コーヒーを飲んだり、音楽を聞いたりして、ちょっとリラックスして、そしてまたもう一回。だいたい一時間から二時間に一回くらい、そういう練習をしました。

そうこうしているうちに、本人は自分一人でも挑戦するようになりました。最初にその姿を見た時は、「お!」っとちょっと感動しました。なんとかして恐怖を克服しようと、一人で努力している姿は、見ていて少し切ないものがあります。

やっぱり外に行きたいし、階段を下りたいのです。でも、そう思えば思うほど、怖くてできなくしまうし、緊張してしまう。でも、なんとか一人で頑張ろうとしているんですよね。だからこそ、家族もできるだけ協力したくなるんだと思います。

二階から一階を見ると、その高さだけで怖くなってしまうようなので、私たちも考えました。階段の下り口に大きな段ボールで作った板を置いて、下が見えないようにしました。夫はそれが階段だということは重々わかってます。でも、ダンボールのおかげで目の前に階下の風景が広がらないので、とりあえず段ボールをもってニコニコしている私と目が合うくらいのところまで近づけるようになりました。「うん、また一歩進んだね。えらいぞ。がんばろう！」。

訪問リハビリスタッフお二方の協力

幸いなことに、うちでは週一回、訪問リハビリを受けてました。毎週来てくれるTさんは、とても優しくて技術も確か。夫とも相性が良くて、夫は毎週彼女が来てくれるのを楽しみにしていました。Tさんは夫の様子を観察して、マッサージをしながら、「特に体力が弱ってるということじゃないんですよ」「ほんとは下りれると思いますけどね！」と前向きな言葉をかけてくれます。

それでも気力の方から弱っていきそうなので、ケアマネさんと主治医の山辺英彰先生に相談して、訪問リハビリの回数を週二回に増やしてもらいました。外でのリハビリに行けなくなっていたので、これはとても助かりました。週二回熱心にマッサージをして、体力を落とさないようにさまざまな運動をみっちりとしてくれたTさんは、三月に入って暖かくなったある日、「明日はちょっとKさんに手伝ってもらいますね」と提案をして下さいました。Kさんは、体の大きな男性スタッフです。「Kさんにお手伝いしてもらって、場合によってはみんなで運んでも良いから、とにかく外に行きましょう！　気分転換、必要ですよ!!」。

こうした人の優しさに触れることができるだけでも、この病気になった意味があるように思います。体が不自由だからこその気分転換、本当に必要なんです。家族ではできないところを、さりげなくみんなで手伝って、元気を回復させてあげようとしてくださる、その思いやりが心に染みました。なにより、夫がそれを一番受け止めたと思います。目に涙を浮かべていました。

最初の一歩を踏み出す

かくして、決行（?）の日の朝、大きな頼もしいKさんもニコニコして手伝いに来てくれました。意を決した夫は、みんなに励まされて階段に近づきます。近づくところまでは自主練の成果を大公開です！　Kさんは階段の二段くらい下がったところでスタンバイしました。

階段ギリギリまで来た夫は、ものすごく緊張しながら、右の麻痺足を踏み出しました。いつもより、おそるおそる一歩を階段に下ろします。右足が一段下りたところで、すかさず私はその右足首をしっかりと抑えました。これで体の軸が安定します。そして、健足である左足も一段下りることができました。「やった！　一段下りた！」。

最初の一歩ができると、あとは簡単でした。もう一段、二段、三段、と下りて行きます。夫の前にも後ろにもスタッフさんと家族がいてそれを支えますが、それでも下りているのは本人自身です。ここが大事なんだなと思います。一歩下りるごとに、本人の自信は硬いタネからちょっとずつ芽を出して、双葉を出して、本葉を育てていくようなイメージです。

かくして、踊り場も過ぎて、とうとう一階まで下りてきました。玄関のそばに置いてある椅子に座った時、本人は大きなため息をつき、私とTさんは抱き合って喜びました。Kさんもニコニコしています。

「ねぇ、このままみんなで外に行ってみましょ！」とTさんが提案してくれました。まさに「間髪入れず」です。夫はそのまま立ち上がり、みんなに脇を支えてもらいながら、玄関脇の車の助手席に乗り込みました。KさんもTさんも一緒に。私は運転しながら涙が出そうでした。夫もほんとに嬉しそう。

「よかったね！」「久しぶりだもんね！」「ここ、かわったでしょ！」「なつかしいでしょ！」と声をかけながら車を走らせます。近所を一回りして戻り、車から降りる時も玄関まで二メートル歩く時もみんなに支えてもらって歩き、無事に玄関に入ってまた椅子に座りました。その直後、夫は、「おぉーーーーーーー!!」という、言葉にならない、叫びのような唸り声を発しました。長くも短くも感じます。すごく緊張していた、その緊張が溶けた安心感だったのかもしれません。それほどに怖かったのでしょう。でも、ほんとに頑張りました。よかった、外に行けて。

階段は下りる方が怖いのだと思います。上る時は、「いっと、にっと、さんっと、しっと」といつものように自分で自分に掛け声をかけながら、順調に上りました。二階に上がって、廊下を歩いてリビングに入り、椅子に座った時、みんなからの大きな拍手が沸き起こりました。本当に、よかった。

心の持ちようが大事

曲がりなりにも自分で階段を下りたことは、大きな自信になったようです。次の日は疲れたのか、階段の上で拒否してしまいましたが、翌日は、無事に階段を下りて、主治医の先生にお目にかかってきました。日を重ねるごとに慣れてきて、怖さとの葛藤も徐々に消えてきたようです。外食に出かけることもできるようになりました。

　階段が日常にあるということについて、この件がきっかけで私たちもいろいろ考えました。それまでも、転んで圧迫骨折したり、足を痛めたりといろんなことがありました。そんなとき、救急隊の方々がとても親切に気遣いながら病院まで運んでくれて、下りる苦労というのをしたことがありませんでした。

　骨折などで入院しても、今はすぐにリハビリも開始してくれます。夫は、何がなんでも二階の自分の部屋に戻りたかったようで、階段リハビリをがんばって、退院してきた時は、どうにか元の生活に戻ってました。「どうしても自分の部屋に行きたい」という気持ちが、彼の勇気と行動の大きな原動力になったのでしょう。

　しかし今回の階段問題は今までとは違っていました。どこを怪我したということではなく、また体の機能や体力が弱ったから、ということでもなく、寒さでからだがこわばったときに「こわい！」と思ってしまったことが大きな原因だったと思います。主治医の先生に階段の上で動けなくなっていることを相談したら、そこを理解してくださったようです。

「大きな病気をしているわけだからね。やっぱり怖いという思いがフラッシュバックして体が動かなくなることはありえますよ。だから、緊張をほぐすようなお薬を処方するから、それを使ってみたらどうかな」。

といって、「リーゼ」を出してくれました。実際、朝に一錠飲むことで、緊張や怖さは和らいだようです。「薬一つで気持ちが楽になるのはありがたいよね」といって、時々使うようになりました。今日はでかけようという時、あるいは寒くて体がこわあったりする時は、事前に一錠飲むようにしています。

正解は家族によって異なる

私たちは、今自分たちができることは、できるだけそのままやろうという姿勢でした。ですから、二階の居室で過ごす方法を選択しました。でも、この階段事件があってから、あらためて他の方がどうされているのかと思い、訪問リハビリ担当のTさんとケアマネさんがきてくださったときに、いろいろなケースを聞いてみました。

Tさんやケアマネさんがおっしゃるところによると、そもそも退院するときに、できるだけ部屋は一階で、玄関からの段差をなくして、スムースに車椅子を通せるようにという指導を受けるのが一般的だそうです。

それをきいて、「あぁ、なるほど」と思いました。確かに第三章でも触れたように、私たちも退院の時、車椅子を使うものだとリハビリ病院のスタッフさんたちは考えていたようです。ただその頃に、すでに四点杖を使うことで歩くことができていたので、「車椅子を常備する生活になったら歩けなくなるのでは？」というほうが気になりました。

「絶対に車椅子は必要」という意見を聞きつつも、「歩けるんだったら、車椅子はいらないよね」と私は思い、「疲れて座りたくなるかもしれないから、椅子をたくさんおいとけばよい」という相当楽観的な考え方を通しました。しかし、これは家族が責任を負うことになるので、その家族の状況にもよりますし、話はそうそう簡単ではないと思います。それぞれの家庭の事情で考えるべきことなのでしょう。

今回の件でも、無理をしてでも階段を上らせたり下りさせたりするのは一般的ではないと、あらためて思いました。こういう日常だと、何かあったときにどうするのかということと常に紙一重の状態なので、緊急時の対策も本気で考えておかなければならないと思います。でも、「その方法は、家族の置かれた状況において自分たちで考えていいのでは？」

と思うのです。責任を取るのは共に暮らす者なのであり、どの家族がどのような方法を取ろうと、それはその家族にとっての正解なのではないでしょうか。

よく笑う夫

毎週、私は夫のリハビリに付き合って、リハビリセンターに通っています。ここは高齢の方や病後のリハビリを頑張ろうという方たちがいらしていて、だいたい二時間ほどの間に、みんなで運動をしたり、個別にマッサージをしたり、「エスカルゴ」という足を回す道具で脚力の支えを強くしたり、いろいろなパワーリハビリ用のマシンを適宜使ったりしています。食事やお風呂のような活動はなく、運動だけですが、このように、デイサービスも目的に合わせて様々あることを、この病気になって知りました。

私たちはそこに毎週同じ曜日に通うのですが、ほぼメンバーは固定していて、だいたい二〇人ほどの方たちと顔馴染みになりました。とはいっても、夫は失語症のために相手の言うことはわかりますが、自分から言葉で説明するのが難しいので、過保護な私はどうしても心配で保護者のようについていきています。実際に運動をする場にはもちろん一人で行くので、私はみなさんが控室として使っているスペースで、自分の仕事をしながら待っています。

夫はもとがポジティブなのか、とにかくよく笑います。病になってからの方がくったくのない笑顔を見せるようになりました。私は仕事をしながら終わるのを待っていますが、リハビリホールの方からは、夫の明るい笑い声が一際大きく響き渡るのがきこえます。「マッサージを受けながら、なんで笑ってるんだろう?」と思ったら、スタッフさんがいろんなことを語りかけてくださるので、それで笑っていたようです。とても楽しそうで、こちらも気持ちが明るくなります。気のせいか、リハビリ会場全体を明るくしているようにも感じます。

目標パーソンを見つけることが大事

そのセンターに通い始めてから、もう三年くらいがすぎ、ここに通ってらっしゃる方々を見るともなく眺めるようになりました。デイサービスとしてリハビリを提供している施設なので、全体に年配の方が多いのは、普通なんだろうなと思います。女性の方たちは、ここでの仲間ができるようで、リハビリとリハビリの間の休憩時間に、楽しそうにおしゃべりしています。男性は、マイペースな方が多いイメージです。それぞれ、好きなように新聞や週刊誌を読んだり、リハビリ用の数字プリントを黙々とやっていたり、あるいは、じぃーっと瞑想されておられる方もいます。だいたい座る場所がみなさん固定されてきますが、近くに女性がいると男性もその話の輪に入りやすいようです。女性の方がコミュニケーション力が高いのでしょうか？

ここに通い始めた頃、毅然としていつもお一人でおられる女性が目を引きました。もう九〇歳を越しておられるそうなのですが、キリッとした雰囲気で、パワーリハビリマシンもシャカシャカと軽くこなされてます。休み時間には、あまりおしゃべりに加わることはないのですが、新聞や雑誌を隅から隅まで読みながら、過ごされています。その雰囲気たるや、とても自立心に満ちていて、一種の迫力があり、「すごいなぁ」とすっかり感心してしまいます。このようにして、九〇歳をすぎても元気よくリハビリを楽しんでおられる方を間近に拝見できることは、私たちにとってもとても有意義と思います。なんだか、目標になります。

スタッフの方々の姿勢がありがたい

夫は体が自由にならないので、スタッフの方たちには、本当にお手数をおかけしています。右半身の麻痺があるので、特に手はほぼ動きません。だからみんなで一緒に行う体操の時も、スタッフの方々は夫に特別手と目をかけてくださるようです。夫は夫なりに一生懸命やっています。彼は発言することがほぼできないのですが、スタッフのみなさんがどんどん声をかけて、いろんな質問をして、夫の気持ちを聞き出してくれます。質問に対して彼は「イエス」または「ノー」（つまり肯定か否定か）で答えます。これはもう、心からありがたい。表出に障害があっても、物事を理解して意志のある一人の人間としてみてくれるスタッフさんたちには、とても温かさを感じます。

話せない人間はいないと同じという扱いを受けることは、今でもないわけではありません。「話すことはちょっと難しくても、こっちの言うことをわかってくれるからいいですよね」という言葉がどれほどありがたいか。どれほど夫と私たち家族を支えてくれるか。夫はこうしたさりげない言葉に、ものすごく励まされているのだと思います。

かといって、スタッフさんたちは甘やかしてばかりではありません。夫がサボりたくなったり、疲れたりして、逃げ腰になると、ちょっとだけ厳しく、ちゃんと先に引っ張っていってくれます。次にどのような動作ができるようになるのか、先を見越して今を指導してくれているようです。

手足が動くようになることだけが回復ではない

他の人より動作ができなくても、こういう場に来て、皆さんと一緒に手足を動かして、コミュニケーションをとり、笑いながら過ごせるのはとても大切なひとときです。夫も、リハビリに行く日は、朝から自分で髭を剃り、身なりを整えて、時間を待ちます。その姿は可愛いと思えるくらいです。

病気になる前の夫は、本当に仕事一筋人間でした。気難しく、仕事のことしか頭にないため、よく家族との時間もギクシャクしました。だから、「仮に彼が最後まで自分の仕事を全うしたとしても、退職したその後はどうなっただろう?」と思うときがあります。「このように、皆さんのサポートに感謝しながら、朗らかに笑いながら、日々をすごせただろうか?」と。もしかしたら、それ、難しかったかも。

こういう不自由な体になったからこそ、多くの方々に助けられ、感謝の思いに溢れた日常になったんじゃないかと思うのです。「ここにくると、顔がいきいきしてるよね! 週一回しか来ないの、もったいないよ!!」と仲間の女性から度々声をかけてもらえたりします。このようなコミュニケーションも、手足を動かす以上に、夫にとっては大切だと思っています。

リハビリとか、回復するということは、手足がより動くとか、体の機能が向上するということだけではない気がします。それによって、心が生き生きとなっていくことの方が大事なのではないでしょうか。生きる「気」みたいなものがふつふつと湧いてくること。前を向こうと思えること。それこそが、本当の回復への道ではないかと思うのです。

第八章　外食を楽しむ・旅に出る・趣味を持つ

外食する理由

私たちはできるだけ外に出て、外食を積極的に楽しむようにしています。夫がこの病気になってから、私が飲食店を選ぶ基準は、車椅子に乗って入店できるかできないか、この点が最大のポイントになりました。そういう意味では、ショッピングセンターなどは、エレベーターや駐車場が完備されていて使いやすいので、比較的よく利用するようになりました。

発症した二〇〇八年頃は、不自由な体で懸命に歩いていたり、車椅子に乗っている夫の姿に、じろじろと好奇の目を向けられることが少なくありませんでした。しかし今は、時代が変わりました。気のせいか、車椅子を使って外出する方々も増えたように思いますし、景色の中に溶け込んでいるように感じます。

ある日のこと、ショッピングセンターの中にあるフードコートに行こうとしました。ちょうど土曜日だったので、たくさんの人で賑わっており、駐車場も入口に「満」の文字が出ていました。ここはエレベーターの近くに身障者用の駐車場があり、「空いているかな?」と思いながら入ってみたら、きちんと空いていました。たくさんの車が場所を探して通り過ぎていきますが、身障者スペースは大事にしてくれているようです。良い時代になった、しみじみと思います。皆さんが身障者用スペースを尊重して下さるおかげで、私たちはこの時も駐車場の中で苦労せずに車を止めることができました。

「お手伝いしましょうか？」

車のトランクから車椅子を下ろして、ドアを開けて、車椅子に移乗しようとしたときのことです。男の子を二人つれた男性が、その様子をチラッとみて通り過ぎました。「さ、ちょっと立ってね。私につかまっていいからね」と声をかけながら、ヨイショッと夫を立たせようとしたときに、「お手伝いしましょうか？」と聞こえました。振り返ると、さっきの男性が戻ってきていました。

「え？」と嬉しいながらも戸惑った私にニコニコしながら、「大丈夫ですよ。さ、私につかまってください」と夫に声をかけました。夫の両足の間に自分の足を入れ、肩につかまらせて夫を立たせるその動作は、もしかしたらプロの方かもしれないと思うほどに上手でした。体の細い私とは勝手が違うので、夫は安心して体を預けて、無事に車椅子に移りました。一瞬のことでした。「ありがとうございます！」とただありがたくてお礼を言う私に、「いやいや」とその男性はニコニコしています。その時、男の子二人が、「すげー」

「さすが園長先生」と嬉しそうに言ってました。

園長先生、だったんですね。子供さんたちにとっても、彼の行動はとても心に残るものだったんじゃないかと思います。「ありがとうございます」としか言えなくて、どこのどなたかを訊こうとしたときには、彼はササッと子どもたちをつれて行ってしまいました。この出来事で私たちの心はふんわりしました。身障者用駐車場が空いているだけで嬉しいと思うのに、さっと手伝ってくれるその自然さと思いやり。こういうことを日常で多々経験するようになりました。段差があって、車椅子を押し上げるのに苦労していた時、力持ちそうな男性が手伝ってくれたこともありました。街の中に出て、ちょっと困った時に、「何かお手伝いできます?」という温かい目線で見ていただけることも少なくありません。ありがたいことです。

社会の中で食べるおいしさ

こうして安心して車椅子に乗り移り、フードコートに行きました。たくさんの人で賑わっている中で、夫はカツ丼を、私は久しぶりに天丼を注文しました。車椅子を押していくときも、人々がさりげなくよけてくれたり、座っている椅子を邪魔にならないように動かしたりしてくれます。「ありがとうございます！」と言いながら、人混みの中をスイスイ動きます。

そうして見つけた席で食べるカツ丼や天丼は、とてもおいしいです。テイクアウトで自宅に持って帰って食べることもできますし、もちろん自分でも料理をします。だけど、人の中に出て行って景色の中の一部となって食べることが、この病気をした人間には大事なんじゃないかと思うのです。たぶん、単に食べること、だけではなく、それ以上に、大きな障害を背負っていても社会の一員であるということを、思い出させてくれるからじゃないかなと思ってます。

旅先で買った結婚指輪

第四章で、二〇一〇年のハワイでの学会に参加した時の大騒ぎを紹介しました。発病後初の海外で、緊張もしましたし、大変なこともありましたが、思い出の一つに結婚指輪の件があります。

その年、私たちはちょうど結婚二一年目の記念日をホノルルで過ごすことになっていました。私も夫も仕事優先人間だったので、病気になる前までは、この種の記念日に気を配ったことなどありませんでした。「でもせっかく生き残ったので、なにか記念になることをしよう」とこの時は考えました。その時思いついたのが、結婚指輪でした。

私たちは結婚に際して、指輪を買いませんでした。私は当時ピアノを弾いていたので、なんとなく指輪は邪魔そうだということと、外してなくしたら勿体無いという気持ちもあって、最初から考えていなかったのです。ただ、こうして生死を彷徨った中から救っていただいた命なので、これからはできるだけ健康に気をつけて生きていこう、そういう思いを新たにする意味でも、「結婚指輪というものを人並みに買ってみようか」と私が提案し、夫も（おそらくどうでも良かったのではと思いますが）賛成し、私たちはホノルル滞在中に指輪を見に行きました。タクシーで繁華街に行き、いろんなブランドのお店が立ち並ぶ中を見て回り、一つの指輪が気に入ったので（私が）、そこで購入することにしました。その頃は日本の円がまだ強かったので、日本で買ったら高いけど、ドルで買うとかなりお得という情勢だったこともあり、やや気が大きくなって多少値段が張る指輪を思い切って購入しました。夫ももちろん、サイズを測ってもらって購入し、二人ともまるで新婚さんのように左手の薬指に指輪をつけて、お店の方々にもこれまでの病気のことなどを話して、満足してホテルに帰ってきました。

帰ってきた後、私は満足して自分の左指を見ていましたが、夫はイベントが終わったと思っていたらしくて、指輪を外そうとしています。彼は右手が動かないので自分では外せず、私に頼んできました。「せっかく買ったんだから、もうずっとつけなさいよ。どうしても外したいんだったら、右手動かしたらいいじゃん」とあっさり私に言われて彼は諦めました。この病気がなかったら、たぶん一生買わなかっただろうなと思う指輪の出来事、ハワイという場所と絡み合った思い出の一つです。

公共交通機関のサポートシステム

発病した頃は、移動はすべて車でした。発病後八ヶ月が経過した頃に、初めての旅行として実家のある仙台市まで車で行きました。高速道路のサービスエリアには、身体障害者用の駐車場があります。そこにはすべて屋根がかかっており、仮に天候が悪くても濡れないでサービスエリアの施設に入れるようになっているので、いつもそれを利用していました。車であれば、疲れると休むことができますし、自分たちで行動のコントロールが効きます。ただし、公共交通機関だとなかなかそうはいかないので、初めて利用したのはハワイに飛行機で向かった時で、発病してから二年が経過していました。それ以降、ＪＲや飛行機を利用することにより、これらの公共交通機関がどれほど身体不自由な方々に配慮しているのかを実感しています。

ＪＲの場合は、事前に駅の方に連絡をしておくと、お手伝いをしてくださる方が駅のホームで待機されていて、丈夫なブリッジのようなものをホームから電車の入口にかけて、車椅子で列車に安全に乗れるようにしてくれます。また座席も、指定席の中に車椅子利用者のための席があり、そこは事前に予約できるようになっています。最初そのシステムがわからず、インターネットで予約しようとした時にどうしてもその座席が取れなくてどうしようかと思ったのですが、駅に連絡したらその座席は私たちのような事情がある人のために確保してあるようでした。また、今は新幹線のトイレも広く、バリアフリー仕様になっていますし、本当に便利になったと思います。

飛行機の場合は、空港に着いた時点からサポートを受けることができます。搭乗する時は専用の小さな車椅子に乗せていただき、一番最初に座席まで行きます。降りる時は最後に出していただきます。この小さな車椅子は、狭い飛行機の中も通れるようになっており、トイレに行きたい時にも使えるようです。夫の場合は、座席からトイレまでを歩いて移動していましたが、もしそれが不安な場合は、専用の車椅子を使えるということを知って、心強く思いました。国際便はその後二回乗りましたが、乗るたびに車椅子を利用される方が増えたように思います。二〇一〇年に初めて国際便に乗った時は、車椅子利用者は夫だけでした。その五年後にまた利用した時は、車椅子に乗られた方が、何人も並んでいたので、体が不自由な方々の行動範囲が全体的に広がってきているのだろうかと考えました。

私たちは青森空港からの発着の関係でJALを利用しますが、他の航空会社も同じようにサービスがあるのではと思います。発着順の関係で、空港ターミナルから少し離れたところで飛行機に乗降する時は、普通の乗客は階段を上ります。しかし、夫のような状態だとどうするのか少し心配でしたが、杞憂に終わりました。専用の車に乗せてもらい、たくさんの方々が夫一人のために安全ベルトをつけながら動いてくださり、機械の力も使ってドアから入るようにしてくれました。ドアが開くと中で客室乗務員の方が待っていてくださり、なんの心配もなく座席まで到着しました。このサポートシステムには、いつも感動します。本当にありがたいと思います。

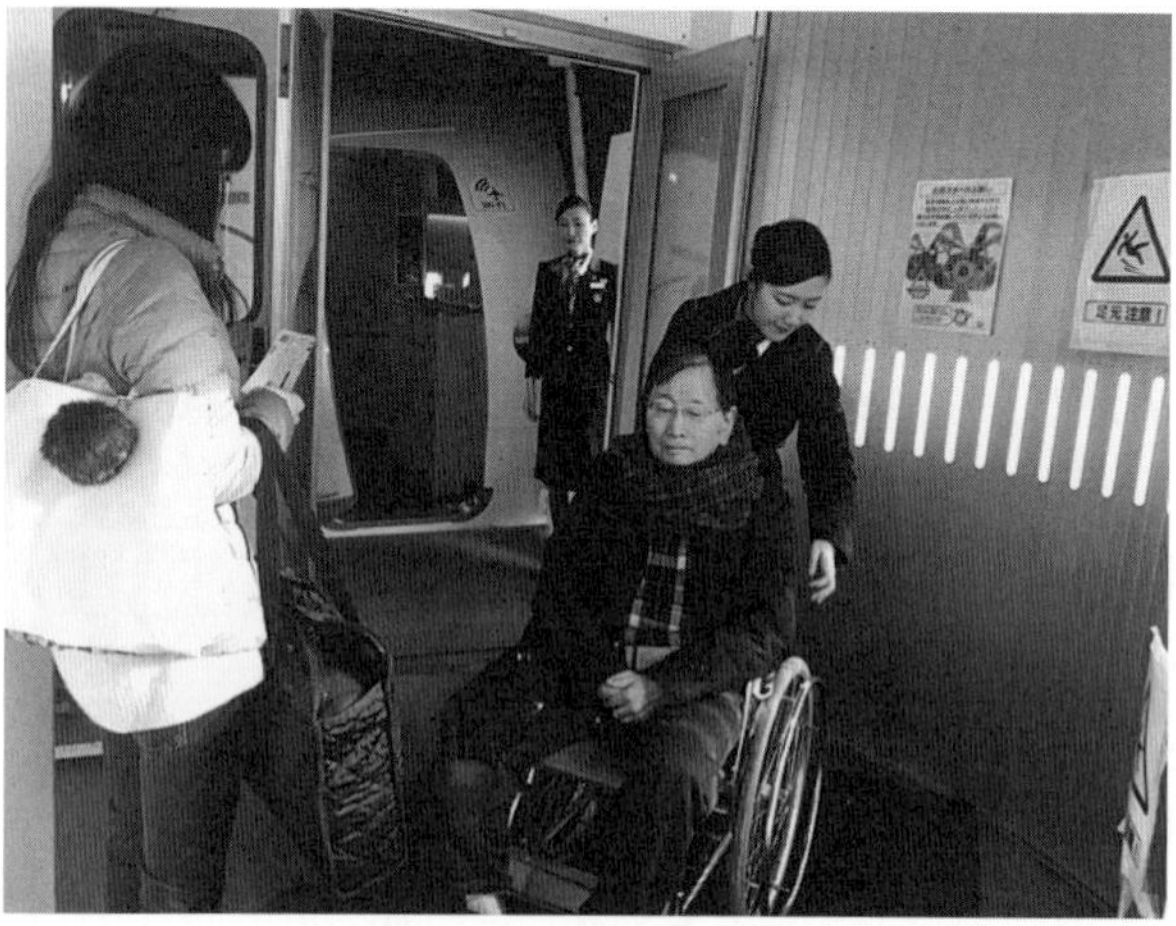

サポートを受けて飛行機から降りたところ

不自由な体で、そうまでして出かける必要があるのかという意見もあるかもしれませんが、むしろ体が不自由だからこそ、外に出かけたほうがいいのだと私は思っています。たくさんの方々の好意を受け取りながら移動し、旅をすることによって新鮮な感覚を取り戻し、そして生きている醍醐味を味わうというのは、回復を促進する上でもとても大切なことだと思うようになりました。そのような機会があるからこそ、日々のリハビリもがんばることができるのではと思います。リハビリを継続するのはたいへんだけれど、リハビリのためのリハビリではなく、やはり、より良い明日を迎えるためのリハビリであるほうが頑張れる。

そんなことを夫の姿から学びました。

日本はとても優れた交通機関のサポートが充実しているので、またできるだけ旅行の機会を作りたいと思っています。そして、最近は増えてきたものの、不自由な体でも楽しめる設備を持った宿泊施設や交通機関の積極的な宣伝を願っています。

藍や染色への関心

本書でなんどか述べてきたように、病になる直前の夫の人生は、藍の研究が大きな部分を占めていました。その関心は、病になった後も続いていますし、あたかも趣味のように藍に関する情報は関心を持ってみています。私も藍の歴史研究を続けていたので、その話は喜んで聞いてくれていました。津軽地方は寒冷な気候の影響もあり、決して藍染のレベルが高くありません。ただ明治初期に、リンゴ産業が盛んになる前に、弘前藩の武士たちが、藍から作られる「青黛」という顔料の作成に取り組んだ時期がありました。夫の研究の影響で津軽の藍の歴史を研究していた私は、弘前藩士族である北原将五郎高雅の日記に関心を持ちました。我が家のルーツは九州なので、この人物は我が家と関係ないのですが、苗字が同じというのも私たちは気に入りました。「一三〇年前に同じように藍に取り組んだ北原さんがいたのね」という感じです。

武士の日記に自分の感情を表す内容はほとんど出てきません。でも、武士の魂といわれた刀を置いてまだ数年。この日記には、毎日毎日、草履を履いてひたすら農地を見回る様子が記録されています。その範囲は、城下の弘前市から現在の南津軽郡藤崎町、北津軽郡板柳町、時に青森市の方までと、徒歩であることを考えるとそうとう広大な範囲に及びます。「どんな気持ちで回っていたのかな」と思いながら夫にその話をすると、夫もしみじみとした表情で聞き入ってくれました。

私たちは、「北原高雅日記」に出てくる藍の栽培地を探して歩きました。もちろん、移動方法は車です。探し当てた場所の一つが、板柳町の五林平というところです。

かつて藍を栽培していたこの場所は、今はりんご畑になっています。また、そのほかにも平川流域で藍を栽培していたとされる場所にも行ってみました。夫は足元が悪いと歩けないので、車から見ているだけでしたが、それでもかつて自分が没頭した世界にかかわる場所を巡るのは、とても豊かな時間となりました。

藍については、たくさんの方々がその可能性を見出してくれたことにより、さまざまな試みが行われています。青森県内では、「あおもり藍産業」さんががんばって、藍の知名度を上げ、事業をさまざまなショップで展開しているようです。夫が研究していた、藍のトリプタンスリンについては、弘前大学大学院理工学研究科教授の川上淳先生が新たに「蛍光色素」の魅力を発見し、成果をあげておられます。藍の持つ魅力が次々に発表されるたびに、私たちは「すごいね！」と感心するばかりです。

自分が関心を持ち、研究を進めようとした内容について、こうして活発に研究されている様子をみることが、今の夫にとって何よりの楽しみになっています。

この一六年間、大病からの回復とか介護とか、ともすると何のためにと思う時もないわけではありませんでした。そして今も夫の体が完全に元の状態に戻ったわけではありません。しかし、今振り返ると、病になる前にいた世界に少しずつ戻っていったことを実感します。その日その日を自分たちなりにできることをしながら過ごしていたら、こうして病気になる前の研究に関連する新しい事柄を次々に見て、楽しむことができるようになりました。「神様が下さった一つのご褒美だったかもしれない」と思っています。

エピローグ――船は良い港に着くもの

奇跡と言われた回復を可能にしたもの

発症してから一六年以上が経過し、夫はまもなく喜寿になります。還暦を迎えた半年後の発病だったので、気がついたら結婚生活の半分以上が体の不自由な夫との生活になっていました。これからもその時間が延びていくかもしれない中で、病になる前の夫の姿は私の中で少しずつ薄れつつあります。ただし、生き方と言いますか、夫の中での人生の軸になる部分は、ほとんど変わってないように思えるのです。

研究者の仕事は仮説検証も大きな比重をしめます。二人とも研究者で特に私は医学の知識がないので、診断を聞いた時「本当にそうなるのかどうかはわからない」という気持ちが漠然とありました。厳しい見通しを告げられたものの、その診断とほんの少しのズレをみつけるたびに、もう少し頑張ってみようと思えたことは事実です。もし最初から、「ここまで重症だと座位を取ることが難しい」とか、「飲み物を飲むことは難しい」と知識として知っていれば、大学病院に入院していた急性期に、ベッドに腰をかけてコーヒーやお水を一緒に飲むようなことはしなかったかもしれません。ただ病室で過ごしていた辛い時期に、家族でお茶を飲んで一息つく時間はとても救いになりました。そうした心の余裕の芽みたいなものを、少しずつ育ててきたのが今につながっているように思えます。とはいえ、症状には個人差があります。これは少し微妙な問題で、それ以上のことを語る勇気は私にはありませんし、何よりも、医学の進歩や医師の診断を軽くみているということでは絶対にありません。

前を向く夫の姿に限りなき敬意

今思い返せば、夫はその時その時で自分自身にとって必要だと思う所作を、自分なりに工夫してそれなりにできるようになってきた印象があります。本人が求めるものをなるべく遮らないように、その意欲が動作や行動に結びつくように、そばで防波堤になっていたのが自分の存在だったかもしれません。逆にいうと、どんなに私が頑張ろうと、夫自身が望んで、夫自身がやりたいと思わなければ、また別の生活が待っていたかもしれないのです。そしてそれが幸せか不幸か、などということは、その先で考えたでだろうと思うので、どういう経路を辿るにしろ、なんとなく今の心境につながったのではないかなぁとぼんやり思います。

私自身、夫がかつての姿に戻ることをどれほど願ったかわかりません。一緒に散歩したり、日帰り温泉を楽しんだり、海水浴をしたりした時のことを何度も思い返しました。病になる前は決して仲の良い夫婦とは言えず、しょっちゅう言い争いをしていました。病気になった後は、その夫婦喧嘩さえ懐かしいと思いました。でも、一つ確実に言えるのは、病によって全てがなくなったわけではなかったということです。夫の闘病もあって、私は小林麻央さんのブログを愛読していました。麻央さんは乳がんとなった自らの闘病生活を人々と共有することで「病の陰に隠れないで」と発信し、多くの方々がこの姿勢に励まされたのではないかと察しています。すてきな麻央さんと一緒にするのは烏滸がましいのですが、私も途中からそう思うようになりました。そして今は、「病が人生を消すわけではない」とも感じています。

夫は化学者です。現役時代は、化学のおもしろさを通じて子どもたちを導く教員を育てたいと願っていました。そして学生さんたちと共に藍の研究で特許を取得するところまで、頑張っていました。理学部や工学部ではないので、設備が整わず、環境的にたいへんなことも多かったことから、時にはイライラするその皺寄せは全部私に向かってきました。たまったもんじゃないと思いながら、私もよく喧嘩していました。ただ、どんな環境にあっても諦めず前を向いていたその姿勢が、病の後に遺憾なく発揮されたと思います。「病によってその人生が消されるわけではない」のだなと。家族のことをこのように申して恐縮ですが、病の前と後を通した夫の人生を見守った妻の実感です。

健康に生きるとはどういうことだろう

本書は病になったところから始まりましたが、そもそももっと体に気をつけていれば、これほどの重症になることを防ぐことができたのではないかという意見もでてくるであろうと思います。これについて、家族の健康管理ができなかった私は、一言も言い訳ができません。夫は病院に行くことを嫌がるタイプでした。これに関しても、よく言い争いしました。私もいいかげん嫌気がさして何も言わなくなった頃に、夫は大病となりました。いまさらですが、後悔が募ります。本書を手に取ってくださった方々に伝えたいのは、やはり健康診断などの機会は大事にしてほしいという気持ちです。

今、健康を保つための様々な試みが、大学や行政によって推進されており、私が住む弘前市でも弘前大学を中心として「岩木健康増進プロジェクト」が「短命県返上」を目指して積極的に進められています。こうした動きは国民を守るものとして、とても推奨されることだと思っています。病の予防は本当に大事です。

ただ、この病と付き合うことにより、私の中で「回復」についての考え方がだいぶ変わりました。障害を持った体であっても、リハビリに取り組む中で、少しずつ体の状態は改善してきました。ただそれは、手足が動くようになることだけで計測できるものではないというのが、素人ながらの実感です。現在はすべて数値に置き換えた「評価」でその人間の体の状態を表すことが多いと思います。しかし、当然のことですが、それだけでその人間のもつ心のエネルギーや意欲のようなものを測ることは困難です。「数字や画像に表れないところにこそ、人間の本質がある」と私は思います。そして、「手足が動くようになることだけが回復ではない」ことも、私個人は確信するようになりました。手足が動くようになる、体の状態が少しでも改善される、それに伴って心の状態がまた前向きになる、そこが一番大事であるように思うのです。

こうした見方を得るようになったので、私個人にとっては「健康」の意味するところがだいぶ広くなりました。夫は非常に不自由な体です。ただ、一六年前の大病のあとは幸いなことに大した病気もせず、元気に生きています。とりあえず、不自由だけど不幸ではないなと。でも、これを「健康」と言っていいのだろうか？　それとも違うのだろうか？

私なりの解釈ですが、「健康」には心の状態も大きな部分を占めるように思います。健常者に比べると不自由な部分も大きく、できないこともとても多いのです。でも、日々の生活の中で小さな喜びを見つけ、自分ができる範囲でいろんなことに取り組み、助けてくださる周りの方々とのコミュニケーションによって日々を楽しめる。何より、よくなろう、楽しもうとする小さな希望をずっと心の中に保っていられる。この状態を見る限り、私にとっては、十分に夫は「健康」であるように思えます。健診や医療体制は、人間が最も大事にするべき尊厳を含めた、全体像としての健康を支えるとても大切なインフラになっていると思います。

私を支えてくれた二つの言葉

本書を結ぶにあたって、学生時代にお世話になった先生たちから頂いた言葉を紹介したいと思います。

上越教育大学大学院の修士課程二年の時のこと。二つの就職試験を受けた私は最初の試験に落ちました。指導教官の先生に報告して、夕暮れの構内をぼんやりと歩いていたら、後ろから車がすーっと近づいて、私のそばに止まりました。同じ学科の柳沢剛先生でした。

先生は、「残念だったね」と言い、続けて、つぎのようにおっしゃってくださいました。

「いいか、何が幸いするか分からないから。本当に、何が幸いするか、わからないんだからね」。

今もその時の先生の顔と、夏の夕暮れの空気感が蘇ってくる気がします。気落ちしている私の心中を慮って、わざわざ車を止めて声をかけてくださった、その優しさが心の中に広がりました。と共に、この言葉はその後の私の人生で、なんども思い返すものとなりました。

幸い二つ目の試験に受かって、石巻で高校教員をしていた時代、時に希望が叶わなくて辛い思いをしている生徒に、自然に「何が幸いするかわかんないよ」と声をかけるようになりました。肯定でも否定でもない、実にニュートラルなこの言葉は、とりあえず一息つこうとする気持ちを蘇らせてくれたように思います。

そして夫が大病になった後も、この言葉は頻繁に私の脳裏に浮かびました。何が幸いするかわからない。それは、発症して一ヶ月後にお見舞いに来てくださった大野雅二先生がおっしゃった「人生万事塞翁が馬」と同じことかと思います。でも、「何が幸いするかわからない」という直接的な言い方は、私が落ち込んでいる時にダイレクトに効果を発揮して、俯きがちになる姿勢を一度真っすぐに戻してくれるように思えたのです。なんどもなんども、思い返しました。「何が幸いするか、わからない」。

そして最後に、「船は良い港に着くものだ」という言葉。

これは東北大学大学院の修士課程で学んでいた時の恩師である小田基先生のお言葉です。人生とは、明日のことなど誰もわからない中で、みながそれぞれの港に向かって航海しているようなものかと思います。私も、どこに港があるのか、いや、港というものがあるのかさえわからなくなる時も多々ありました。そんな時に、この小田先生のお言葉を思い出しました。

いろいろあるけど、船は良い港につくものなんだと、自分に言い聞かせたことが何度もあります。正直なところ、この一六年の間、自分が夫を介護しているという実感はほとんどありませんでした。それだけ、ただ夢中でその日その日を過ごしていたと思います。いろいろ辛いこともあったけど楽しいこともあって、そうこうしているうちに、こうして本を執筆することができるようになりました。まさに、「船は良い港に着くものだ」と思えるようになってきました。私の航海は、はたして港に着いたのか、はたまた港はまだまだ先なのか、それはまだわかりません。でもこの言葉を信じて、これからも生きていきたいと思います。

今まで私たち家族に接してくださり、お力を貸していただいた、全ての方に感謝します。ありがとうございました。

あとがき

本書を手に取り、ここまで読んでくださったことに、まずは御礼申しあげます。私自身が家族と共に経験した病との関わりという、きわめてプライベートな事柄を出版するということに、躊躇がなかったわけではありません。最初の頃こそいつか体験記を書こうと思い、詳しい記録も取りましたが、一六年以上の日々が過ぎる中で、そうした気負いのようなものは徐々に消えていきました。発病以来私が書き続けた記録は、その時々の嵐のような感情に包まれており、私自身が日頃仕事で接する武士の日記とは全然違っています。本書を執筆するにあたってその記録を読み直す中で、人間としての修行が足りないなと思い、苦笑することも多々ありました。いろんなことがあった一六年間を振り返るのはあまり簡単な作業ではなく、全体を書き通したものを破棄し、また最初から書き直すことを何度も繰り返しました。そうしているうちに徐々に自分の気持ちは浄化され、生き残ったことへの感謝と温かく接してくれる周囲の方たちへのありがたさ、だけが鮮明になってきました。つまりは、生きていること、助けてもらったことへの感謝かなと。それにしても、日常自分が仕事で書いている文章とはそうとう勝手が違うものを、どうにか書き通せたのは不思議な気がします。本全体が人生のあとがきのような感覚なので、なんだかとまどっています。

本にするまでの経緯を簡単に書いておきたいと思います。最近はＳＮＳが発達して、インターネット上にたくさんの体験がアップされています。それを拝見するうちに、私も匿名で書いてみようかという気になり（それは少し気楽でしたので）、note に「Pacific Ocean」というペンネームで書き始めました。これは私が思っていたより多くの方が読んでくださったので、ちょっと勇気が出た私はその内容をミネルヴァ書房の水野安奈さんにみていただき、ここで書籍化が進み始めました。そして意外なことに、その内容に着目してくださった江村浩一さんが、私たちの体験を明治安田で作成している動画の候補にしたいと申し出てくださったことが、本書の刊行をさらにあと押ししてくださいました。ミネルヴァ書房の水野さんとは全く違う領域でのお仕事をご一緒しただけでしたのに、私の体験を本にするという気持ちを受け止めてくださったことにとても感謝しています。また、誰が書いたかもわからない体験記に目を止め、その中に深い意味を見出してくださった江村浩一さん・江村恵美子さんご夫妻にも心からの御礼を申し上げたいと思います。そして、このように出版が具体化する経緯にSNSが関係したこと自体、日頃私が馴染んでいる明治の時代とは本当に違ってきていると実感します。

本書全体に書いたことですが、発病以来、たくさんの方々にお世話になり、ご迷惑もおかけして、今はただ感謝しかないという心境に達しています。本来はお名前を明記してお礼を申し上げるべきところですが、医師、看護師、介護士、療法士、友人、親戚、そして家族と、お一人お一人のお名前を書くことはできないくらいに数多の方々にお世話になりました。心より御礼申し上げます。

そしてここでは、残念なことに直接お礼を申し上げることがかなわなくなった、秋田看護福祉大学教授の故佐藤純子先生と、青森中央学院大学の経営母体である田中学園学園長であられた故久保薫先生、このお二人について述べておきたいと思います。

佐藤純子先生は、ベテランの看護師であると共に優れた教育者でした。純子先生が学生たちに接する姿から私は多くのことを学びました。どんな状況にあっても、まずは目の前にいる人の心を救う言葉を紡ぎ出す純子先生に、私もどれだけ勇気づけられたかわかりません。私は教職について間もなく四〇年になります。そのうちの三五年間は不思議なことに看護師教育の現場にいました。いまだにわからないことも多いのですが、本来看護教育とは哲学なのではと思うところがあるのも、佐藤純子先生に出会えたことが大きかったからかもしれません。

また、一家の大黒柱が倒れたことにより、私が生活を支えなければならなくなった時、窮地を救ってくださったのが久保薫先生でした。青森県の審議会の座席がお隣だったことから始まり、青森中央学院大学へのご縁をいただいたからこそ、私たち一家はどうにかやってこれたことへの感謝をしみじみと思います。常にエフォートの八〇％以上、時には一〇〇％を超えるほど、頭の中が夫のことで占められていた私は、ほんとに至らないところばかりでしたが、大きく支えていただき、研究も含めていろいろなことでお力添えをいただきました。

本書が完成したら、お二人には直接お届けしたかったと思います。残念なことにそれがかなわなくなりました。ここに深い感謝の気持ちを書いておきたいと思います。

本書に書いた通り、これまでの一六年は、私たちにとって奇跡でもなんでもなく、ただの日常でした。正直言って「介護」をしたという気もあまりしません。すべては生きていたからこその日々で、ありがたいことにそれは今日も続いています。明日はどうなるかわからないけど、いい一日だといいなと思います。今こうして書いている中でも、次々にお世話になった方々の顔が浮かびます。つきせぬ感謝の思いと共に、筆を置きたいと思います。あらためて、ありがとうございました。

二〇二四年一〇月

北原かな子

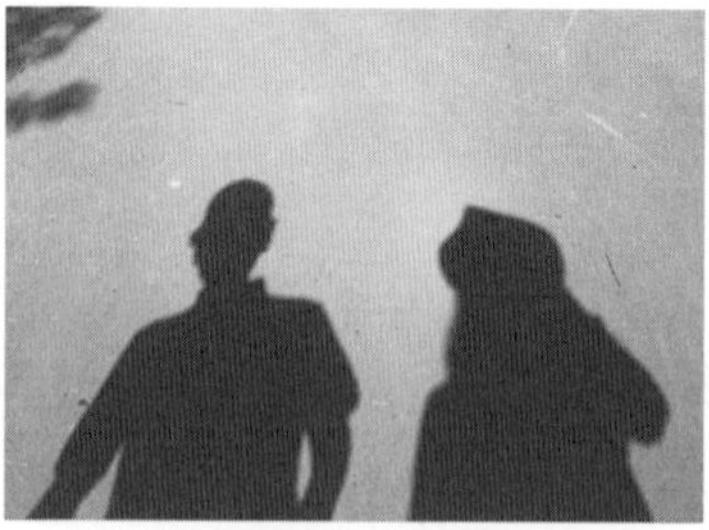

弘前市運動公園にて
（2012年７月４日）

《著者紹介》

北原かな子（きたはら・かなこ）

1959年　生まれ。

1998年　東北大学大学院国際文化研究科博士課程後期三年の課程修了。博士（国際文化）。

現　在　青森中央学院大学看護学部教授，（株）北原研究所専務取締役。

著　作　『洋学受容と地方の近代――津軽東奥義塾を中心に』（岩田書院，2002年），*Tsugaru-Regional Identity on Japan's Northern Periphery*（共編著，Otago Press NZ, 2005），『近代移行期における地域形成と音楽――創られる伝統と異文化接触』（共編著，ミネルヴァ書房，2020年）ほか多数。

夫の脳梗塞から一六年「あきらめない」をやり通す
――家族ならではのリハビリの記録――

2024年12月20日　初版第１刷発行　〈検印省略〉

定価はカバーに
表示しています

著　者　北　原　かな子
発行者　杉　田　啓　三
印刷者　坂　本　喜　杏

発行所　株式会社　ミネルヴァ書房
607-8494　京都市山科区日ノ岡堤谷町１
電話代表（075）581-5191
振替口座 01020-0-8076

　冨山房インターナショナル・新生製本

ISBN 978-4-623-09843-9
Printed in Japan